鎌田實の 大人のいきいき健脳ドリル101

Cover design：鈴木 みゆ
Cover photo：桑山 章

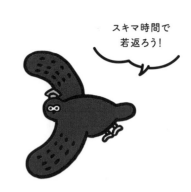

スキマ時間で
若返ろう！

目次

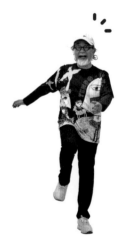

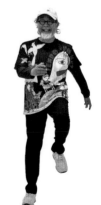

ワーキングメモリとは？

何種類もの情報を同時に短い時間覚えておいて、
整理・処理する機能がワーキングメモリです。
これがうまく機能しないと"もの忘れ"が起こり、
認知症へとつながります。

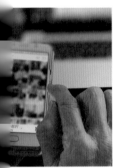 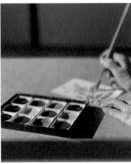 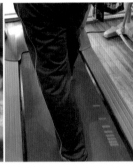 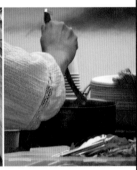

新しいことに　　趣味を楽しむ　　毎日の運動　　料理をする
チャレンジ

＋

毎日の「健脳ドリル」で

脳の血流を増やして認知症を遠ざけよう！

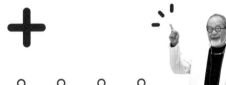

ワーキングメモリを鍛えて"もの忘れ"を防ぐ

勝負は短期記憶にあり

水道の蛇口をひねったことを閉めるまで覚えておく。野菜を刻んで出汁を入れ調味料を加える。こうした生活動作をワーキングメモリといい、短期記憶にとどめておくことが"もの忘れ"を防ぎます。

電話を受けて相手の名前や要件を記憶するといった作業をワーキングメモリといいます。ワーキングメモリをつかさどるのは大脳の前側にある前頭前野です。ここは感情を抑制する働きもしているので、イライラや怒りっぽくなるのを防ぐことができます。前頭前野を鍛えるためには料理や運動、楽しみをもつことが効果的です。また、目標をもって何かに挑戦することでもワーキングメモリを鍛えることができます。毎日楽しみながらこの「健脳ドリル」に取り組んだり、男性でも料理に挑戦してみてください。

ワーキングメモリを

CHECK-1 —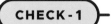

鍛える

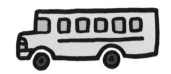

「あれ、何を取りに来たんだっけ？」といったド忘れやもの忘れは、
日常のちょっとした訓練で減らすことができます。

1 新聞に載っている言葉を2つ覚えて
誰かに話す

2 ポスターやバスなどの車内広告を見て
5分後に思い出す

3 歌詞を見ずに歌を歌う

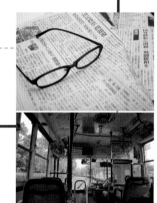

ワーキングメモリを

CHECK-2 —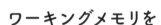

増やす

ワーキングメモリの容量は少なく、同時に覚えていられる内容は平均7個程度。
記憶はため込まずに、水道の蛇口を閉めるように、
こまめに処理することがポイントです。

1 問題は早めに解決する

2 メモに残す

3 イメージで覚える

容量は有効に
活用するべし

食べて動いて老化を撃退

フレイル（虚弱）を遠ざける

認知症にならないためには、毎日きちんと栄養を摂り、体を動かして、明るく楽しく過ごすことが肝心です。何歳になっても脳も体も元気なら社会参加でき、さまざまなフレイルを遠ざけられます。

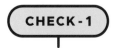

強い体を作る

ドローイング歩行

1日5分

ドローイング歩行はウォーキングより負荷が大きく、体の奥にある体幹筋を鍛えることができます。メタボ改善、シェイプアップにも効果的です。

疲れたら 休憩してもOK

2

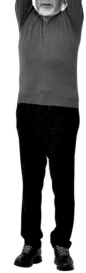

鼻から息を大きく吸い込み、お腹をへこませる。口から息を吐き出すときもお腹はへこませた状態のまま歩く。

1

両手を上げて手のひらを頭の上でまっすぐに合わせる。

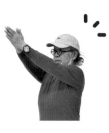

手の高さは、慣れるまではこのくらいでも大丈夫。

身体的フレイル

日本人の死亡原因の第5位は肺炎で、高齢者の肺炎の多くは誤嚥性肺炎です。これは飲み込む力が弱くなるなどの口腔フレイルが主な原因といわれています。しっかり食べて体力を強化し、認知症のリスクを減らしましょう。そのためには、慢性炎症になりやすい糖尿病や高血糖、肥満を防ぐことが大切です。筋力が落ちて出不精になるとコミュニケーションが減り、社会的フレイルにつながりかねません。認知症予防のためにも上に挙げたドローイング歩行や左ページのおでこ体操を生活習慣に組み込んでください。

手のひらをおでこに当て、手でおでこを押す。おでこは、おへそを見るように下へ向けノドを意識して力を入れ、5秒キープする。

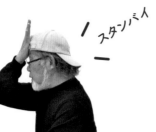

スタンバイ人

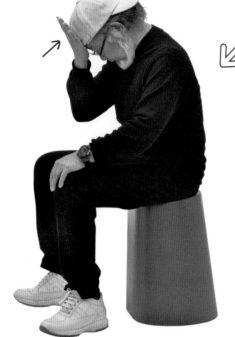

口腔フレイル

CHECK-2

口・ノドの周辺を鍛える
おでこ体操

1日10回

口腔フレイルを防ぐには、体の基礎を強化するタンパク質を摂ることが重要です。さらに、おでこと手のひらで押し合うことでノド周辺の筋肉を強化する「おでこ体操」で、誤嚥性肺炎だけでなく認知症のリスクも減らします。

POINT

たんぱく質も大事

肉や魚、大豆・乳製品、卵などからバランスよく1日60gのたんぱく質を摂りましょう。

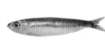

CHECK-3

コミュニケーションで
人とつながる

人に会うことが難しいときは、どうしてもコミュニケーションが減りがちです。そんなときこそ、積極的に人とつながりましょう。時間を合わせて家族と一緒に食事をする、3ページで紹介したように新聞を読んで覚えた言葉を家族や友達に披露する、用事がなくても誰かに電話をするなど。散歩に出て町や季節の変化を感じれば話のネタにもなり、運動不足も解消できます。

誰かと話そう！

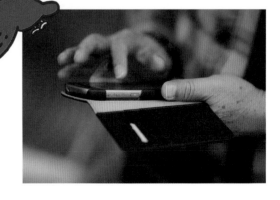

社会的フレイル

慢性炎症を防ぐ

メタボ、高血圧、糖尿病の先に注意

健常者と比較！

高血圧 1.6倍 ／ 糖尿病 1.5倍
認知症の確率がUP

※Lancet 2017

1日350gの野菜で慢性炎症を防ぎましょう！

写真の野菜はどれも1種類約50g。これを目安に、
1日に7種類の野菜を摂ればOK。

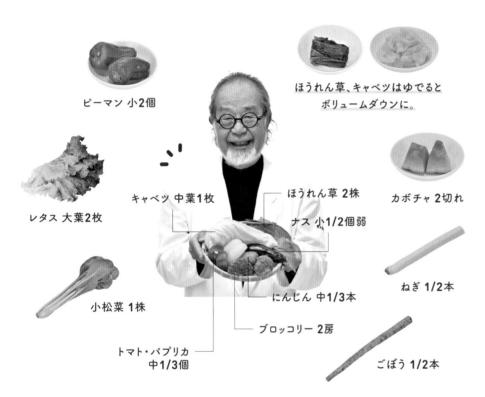

ピーマン 小2個

ほうれん草、キャベツはゆでると
ボリュームダウンに。

キャベツ 中葉1枚

ほうれん草 2株

カボチャ 2切れ

レタス 大葉2枚

ナス 小1/2個弱

小松菜 1株

にんじん 中1/3本

ねぎ 1/2本

ブロッコリー 2房

トマト・パプリカ
中1/3個

ごぼう 1/2本

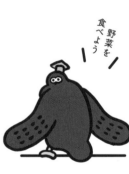

野菜を食べよう

　小太りが健康によいといわれますが、それは程度問題。メタボや高血圧、糖尿病などはさまざまな病気を引き起こし、認知症の原因に。脳や体の健康のためには、"慢性"にしないことが肝心です。

　家の中でじっとしている時間が増えると認知機能が衰えます。運動不足や喫煙といった生活習慣が積み重なると、老化が進んだり、高血圧や糖尿病、高コレステロール、脳卒中といったリスクが高まり、慢性炎症に進行しやすくなります。認知症だけでなく、新型コロナウイルス感染症の重症化率や死亡率も高める慢性炎症を防ぐには、運動と野菜たっぷりの食事を意識することが重要です。野菜は電子レンジでチンしたり、ゆでたり炒めたりすればかさが減って350グラムなんてあっという間に食べられます。

4

オシャレはアンチエイジングの特効薬

高齢者こそ見た目が9割!?

双子でも、見た目が若いほうが認知機能や身体機能が優れていることが研究で立証されています。ふだんから、ちょっとオシャレに気を遣うだけでも気分が明るくなり生活にハリが出ます。

新型コロナウイルス感染症による自粛や、寒さ・暑さにぐったりして、残念ながら出かける機会が減っています。

そんな中、生活にメリハリがなくなっていませんか？ オシャレは、色や素材だけでなく、靴や小物の組み合わせを考えるなど、意外と頭を使うもの。それだけに、好きな色を身につけて気に入ったコーディネートができると、気持ちが華やぎ前向きな気分になります。毎日とは言いません。週に1〜2回でも、オシャレをしてみませんか。部屋着に気を使うだけでも体がシャキッとしてきますよ。

暑さも寒さも
帽子で防げるよ

基本のスタイル

大好きな青を基調に。

小物をプラス

ストールは
軽くて便利

ジャケットとセーターの間に中間色のストールを入れ、帽子をかぶってオシャレ感アップ。

地味になりがちな茶と黒のコーディネート。オレンジを足すだけで、グッとダンディに。

転倒や寝たきり予防に

若々しい体は〝貯筋〟から

人生を楽しく積極的に生きるためには、フレイル（虚弱）を防ぐだけではもったいない！若々しさを手に入れたり、行動範囲を広げるためには、実は貯金よりも〝貯筋〟のほうが大事なんです。

下半身の筋肉を鍛えると、体のバランスがとりやすくなり、転倒防止に役立ちます。4ページのドローイング歩行とセットで行うと効果的です。

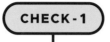

CHECK-1

転倒防止に
ランジ

1日左右10回×1セット

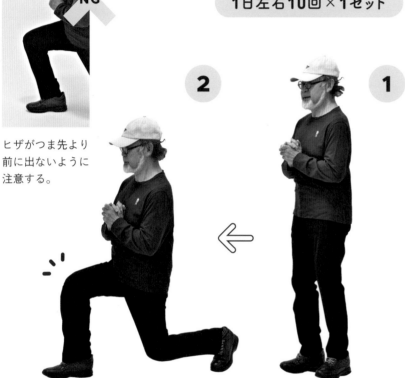

NG
ヒザがつま先より前に出ないように注意する。

2 右足を一歩前へ出し、息を吸いながらヒザを曲げて腰を落とす。出した足の太ももが床と平行に、後ろの左足のヒザが直角になるように踏み込んだら、元の姿勢に戻る。慣れるまでは踏み出す足は肩幅程度でもOK。反対側も同様に。

1 手を前で組み、背筋を伸ばして立つ。

毎日を楽しく過ごすためには〝貯筋〟が不可欠です。ただし、無理は禁物。あくまでも自分のペースでできる回数や歩幅からチャレンジしてください。ポイントは呼吸を止めないことです。毎日続けると、はじめは5回しかできなくてもラクに10回できるようになったり、足を大きく踏み出せるようになります。続けることで、自然と足腰がしっかりしてきて、歩き方にも自信がつき、気持ちにも余裕が生まれるはずです。運動後、30分以内にタンパク質を摂ると吸収率が高まるので、筋肉強化の助けになります。

CHECK

指輪っかテスト

両手の親指と人指し指で輪っかを作り、利き足のふくらはぎの一番太いところを囲みます。これで、あなたのサルコペニア（加齢性筋肉減少症）の状態がわかります。

指が重なる人

筋肉量が減っています。サルコペニアになりかけているので、毎日の運動で体力をつけましょう。

ちょうど囲める人

問題ありませんが、これ以上ふくらはぎが細くならないように気をつけましょう。

指がつかない人

あなたには十分な筋肉量があります。この筋肉を維持するよう努力してください。

CHECK-2

慢性炎症を遠ざける

鎌田式 ワイドスクワット

1日10回

スクワットをすることで若返りホルモンのマイオカインが分泌され、メタボをはじめとする生活習慣病や認知症を遠ざけます。緑の表紙の『健脳ドリル』に載っているスクワットより難易度が上がります。

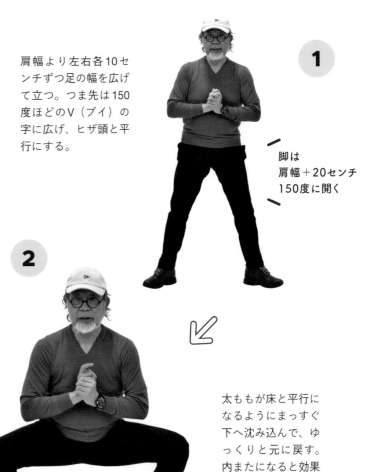

1

肩幅より左右各10センチずつ足の幅を広げて立つ。つま先は150度ほどのV（ブイ）の字に広げ、ヒザ頭と平行にする。

脚は
肩幅＋20センチ
150度に開く

2

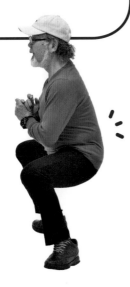

腰が曲がらないように骨盤を立てて行いましょう。

太ももが床と平行になるようにまっすぐ下へ沈み込んで、ゆっくりと元に戻す。内またになると効果が半減するので注意。

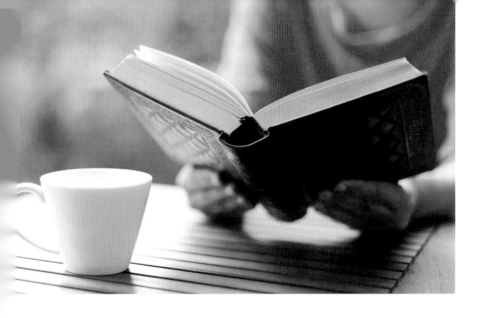

アパシーを追い払え

無関心・無気力・無感動が老いを呼び込む

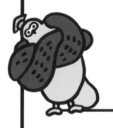

認知症の初期には、無関心・無気力・無感動といったアパシーといわれる状態になりがちです。そんなアパシーを遠ざけ、社会参加をしながら人生を楽しむことが認知症予防に役立つのです。

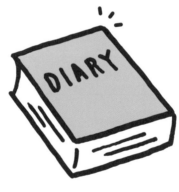

CHECK-1 ── 本を読む

お気に入りの本を何度も読み返すことは、脳によい刺激を与えます。文章の向こう側にあるものを読み取ることが大切。さらに、音読をすると認知症やうつの予防になるともいわれています。細かい文字が読みづらければ絵本でも構いません。

CHECK-2 ── 10年日記をつける

1年前に何を楽しいと思ったのか、その思い出がある人は認知症になりにくいものです。そのため、この日記には楽しかった思い出や感動したこと、好奇心に関係したことを書き残すことが大事で、短期記憶や長期記憶を強化するのにも役立ちます。

うつ病の場合、自分がうつ状態であることを認識して落ち込みますが、アパシーの場合、自分では気づかないため、落ち込むことはありません。はっきりとした症状が現れないため見落とされがちですが、身だしなみに構わなくなったり、入浴や歯磨きでさえ面倒くさくなることも。また、不平不満が多くなったり、頑固になってしまうのもアパシーの兆候といえます。いくつになっても好奇心をもち続け、人生を楽しみ続けることがアパシーを遠ざける一番の方法です。そのために、身近なことからはじめてみませんか？

いつも笑顔でいる

イライラしたり怒り顔になるのは、前頭前野の機能が低下した証拠です。そんなときは、口角を指で押し上げて笑顔を作りましょう。表情筋を動かすだけでもセロトニンが分泌されてきます。

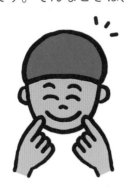

映画やドラマを見る

泣いたり笑ったり、疑似恋愛をすることは感情を解放し、心の老化を防止します。涙はストレスを発散してくれるし、笑いはウイルスを撃退してNK細胞を活性化するという研究結果もあります。

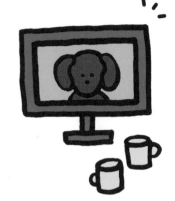

CHECK

耳が聞こえにくくなったら要注意

　難聴は認知症に悪影響を及ぼします。脳への刺激が減り、認知機能が低下するからです。軽度難聴でも認知症の発症リスクは約2倍、高度難聴になると約5倍という研究結果もあります。現代は騒音が多すぎて耳が疲れることで老人性難聴になるのではないかともいわれています。そんなときは、ホワイトノイズといわれる自然の音を聴くことで難聴を予防しましょう。CDやスマホのアプリで聞くこともできます。補聴器をつけるのもおすすめです。

あてはまるものに ✔ をつけてください。

あなたの耳は大丈夫？
「聞こえ」の状態をセルフチェック！

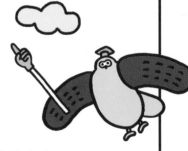

- ☐ マスクをしていると音が聞こえにくい
- ☐ 病院の受付などで名前を呼ばれても、聞き逃すことがある
- ☐ 家族と1対1で向かい合って話すとき、静かな場所でも聞き取れない
- ☐ 後ろから声をかけられると、気がつかない
- ☐ 2～3人で会話をすると聞き取りにくい
- ☐ 何を言っているか聞こえずに、聞き返すことが多い
- ☐ 片耳ずつ軽くふさぐと、左右の聞こえに差がある

1項目でも当てはまる人は、念のため耳鼻咽喉科で聴力検査を！

バランスよく認知機能を鍛える！

毎日コグニサイズ

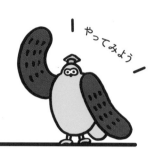

やってみよう

リズムよく数を数えながら足踏みをし、5の倍数でしりとりをします。足踏みをしているときに、数を数えながらしりとりの続きを考えないといけません。はじめはゆっくりで構いませんが、慣れてきたら間違えるくらいの速さで行いましょう。難しいですが、ワーキングメモリが強化されます。間違えたら笑いましょう。

足踏みしりとり

1日1回60まで数えながら

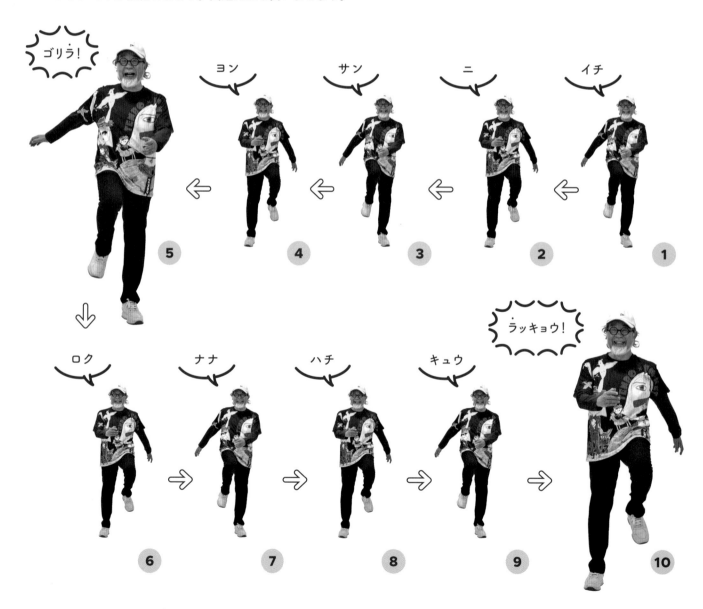

コグニサイズとは、頭と体の運動を同時に行うことで認知機能を鍛える方法です。速さや回数など、自分のペースでできるので誰でも無理なくはじめられます。慣れるまでは何かにつかまったり、背もたれのある椅子で行うなど、注意しながら楽しみましょう。

座ったままでも脳を活性化させることができるトレーニングです。まず、椅子に座って、イチ・ニとリズムよく足踏みをします。3の倍数のときだけ上げたほうの足をピンと前に出します。最初はゆっくりでもいいので、慣れてきたらスピードアップして60まで数えましょう。

座ってコグニステップ

1日1回 60まで数えながら

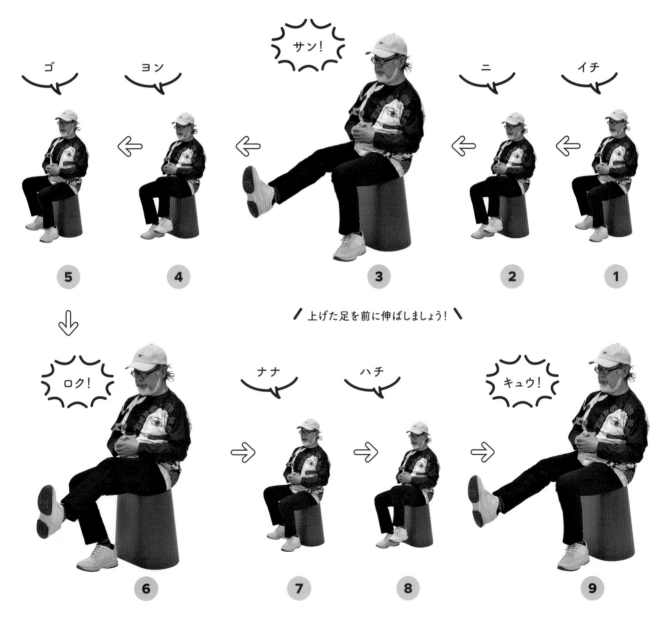

ゴ　　ヨン　　サン！　　ニ　　イチ

5　　4　　3　　2　　1

上げた足を前に伸ばしましょう！

ロク！　　ナナ　　ハチ　　キュウ！

6　　7　　8　　9

※コグニサイズとは、国立長寿医療センターが認知症予防のために開発した運動で、「コグニッション（認知）」と「エクササイズ（運動）」をあわせた造語です。

ドリル進捗チェック表

P16からはじまる大人のいきいき健脳ドリルは101日分あります。
挑戦した日に印をつけると、どこまで進んだかひと目でわかります。
その日の気分で色を塗ってもいいでしょう。

毎日コツコツ
がんばろう♪

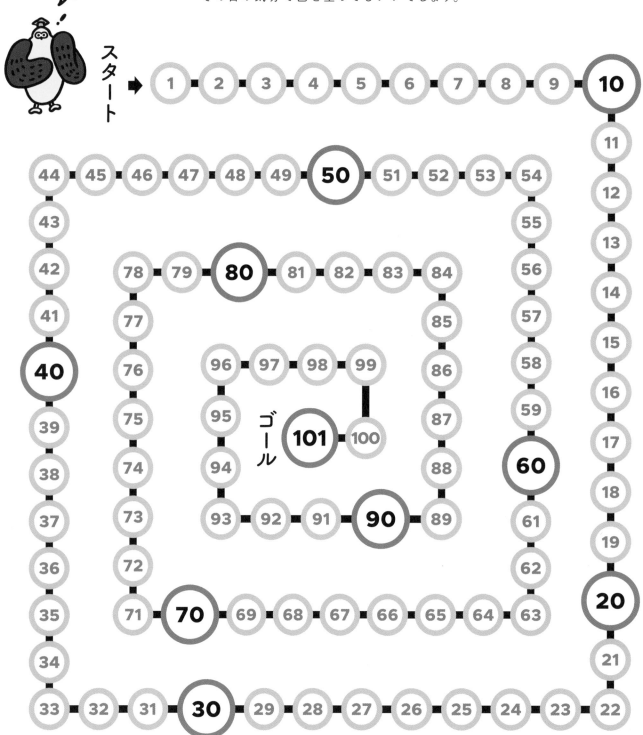

大人のいきいき健脳ドリル101

① ○日目

101日分ある問題の何日目かを示しています。進捗の目安にしてください。

② 問題の種類

問題の名前です。この本には24種類の問題が掲載されています。

③ 説明

問題の解き方を説明しています。リストから選んだり、三択だったり、解答方法もさまざまです。

④ 実施日と解答時間

この問題にチャレンジした日と、かかった時間を記入します。

⑤ 脳トレ問題

解いてもらう問題です。例題が入っていたり、リストがある場合があります。

⑥ 解答ページ

答えが書いてあるページです。正解することよりも、なるべく速く解くこと自体が重要ですが、答え合わせもしてみましょう。

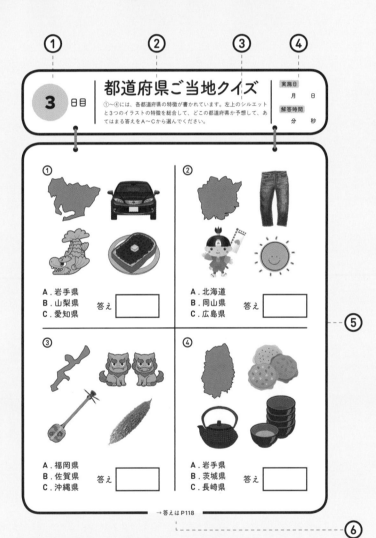

巻頭で紹介した運動はどれも家の中でできるものばかり。体を動かした後に脳トレ問題に挑戦すると「やる気脳」がますます活発になり、タイミングを決めることで習慣になります。右ページの進捗チェック表も活用して、毎日楽しみながらチャレンジしてください。

色読みチャレンジ

色のついた文字が並んでいます。例のように文字自体ではなく、書いてある文字の色を声に出して、なるべく速く読みましょう。毎日の脳トレ前に行うと脳が活性化します。

例　緑　赤　青

「あお」「きいろ」「あか」と読むのが正解です。

緑	黒	青	赤	紫	緑	赤	黒
赤	緑	黒	青	赤	紫	青	緑
赤	紫	緑	青	黒	黒	赤	緑
青	赤	赤	黒	紫	青	緑	黒
黒	青	青	赤	緑	紫	緑	青

上ができるようになったら、今度は色と文字を交互に読んでみましょう。

例　赤　青　緑

「あお」「あお」「くろ」と、交互に読み上げます。
（色読み）（文字読み）（色読み）

016

まちがいさがし

上と下のイラストには、違う部分が10カ所あります。間違いをすべて探してください。また、この問題は塗り絵としても楽しめます。

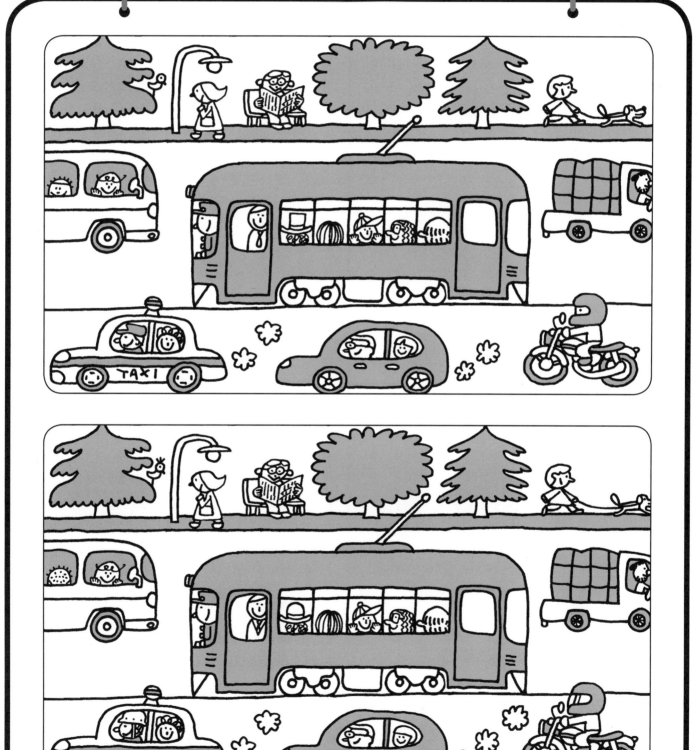

→答えは P118

都道府県ご当地クイズ

①〜④には、各都道府県の特徴が描かれています。左上のシルエットと3つのイラストの特徴を総合して、どこの都道府県か予想し、あてはまる答えをA〜Cから選んでください。

①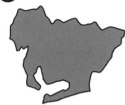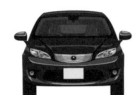

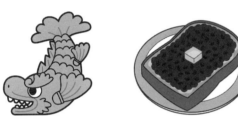

A . 岩手県
B . 山梨県
C . 愛知県

答え

②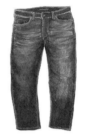

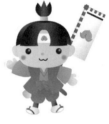 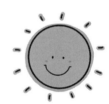 

A . 北海道
B . 岡山県
C . 広島県

答え

③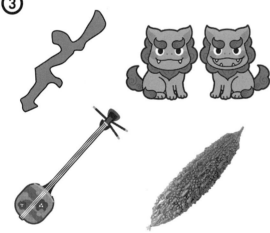

A . 福岡県
B . 佐賀県
C . 沖縄県

答え

④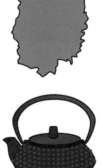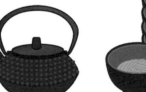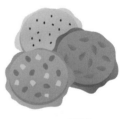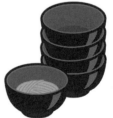

A . 岩手県
B . 茨城県
C . 長崎県

答え

→ 答えは P118

仲間外れさがし

①〜④には、微妙に違うイラストが紛れ込んでいます。仲間外れの
イラストを探して〇をつけてください。

実施日

月　　日

解答時間

分　　秒

①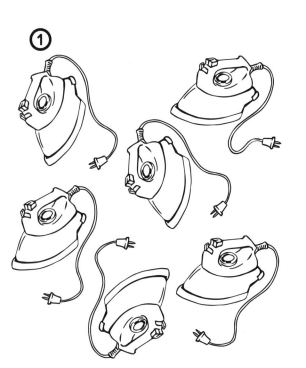

②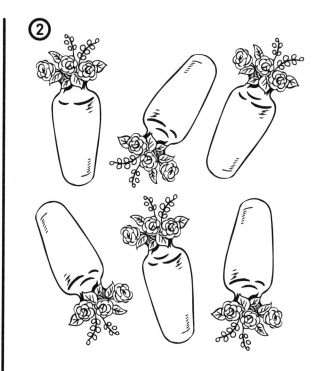

③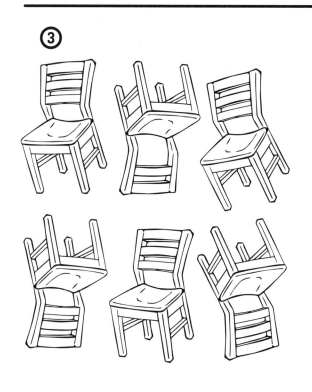

④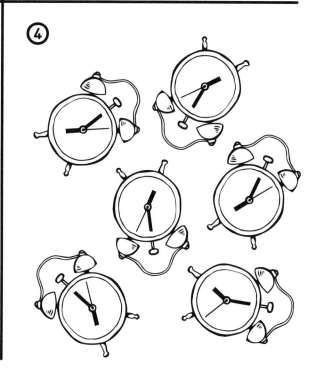

→ 答えは P118

穴あき算数

①～⑯の計算式の中には＋、－、×、÷ の記号が入ります。計算式が成り立つように、□の中に記号を入れてください。

実施日　月　日

解答時間　分　秒

① $3 \square 4 = 7$

② $3 \square 4 = 12$

③ $8 \square 4 \square 5 = 9$

④ $4 \square 2 \square 7 = 15$

⑤ $5 \square 2 \square 7 = 14$

⑥ $5 \square 7 \square 3 = 38$

⑦ $6 \square 9 \square 5 = 10$

⑧ $6 \square 4 \square 2 = 26$

⑨ $2 \square 4 \square 7 = 13$

⑩ $8 \square 7 \square 9 = 47$

⑪ $9 \square 6 \square 8 = 11$

⑫ $9 \square 5 \square 7 = 38$

⑬ $2 \square 3 \square 6 = 12$

⑭ $8 \square 2 \square 5 = 20$

⑮ $8 \square 2 \square 9 = 15$

⑯ $9 \square 2 \square 4 = 72$

→ 答えは P118

昭和思い出しクイズ

①～⑥には昭和に起こった出来事が書かれています。当時のことを思い出して、あてはまる答えをA～Cから選んでください。

① 昭和40年に発売して、「ゾウが踏んでもこわれない」のフレーズで大人気を博した小学生の必需品は？

　A.裁縫箱　　B.ランドセル　　C.筆箱

答え

② 白と黒に分けて、相手の石を挟んで陣地を広げるボードゲームを何という？

　A.ダイヤモンドゲーム　　B.人生ゲーム　　C.オセロ

答え

③ ファミコン『スーパーマリオブラザーズ』で世界的ブームを巻き起こした任天堂が、創業当初に製造していたものは？

　A.花札　　B.将棋　　C.囲碁

答え

④ 昭和45年には10円で3分かけられた公衆電話。それ以前は、10円で何分かけられた？

　A.無制限　　B.5分　　C.10分

答え

⑤ 「カステラ1番、電話は2番、3時のおやつは……」で知られるメーカーは？

　A.中村屋　　B.福砂屋　　C.文明堂

答え

⑥ 「動く歩道」が、昭和42年に日本で初めて設置されたのはどこ？

　A.東京　　B.名古屋　　C.大阪

答え

→ 答えは P118

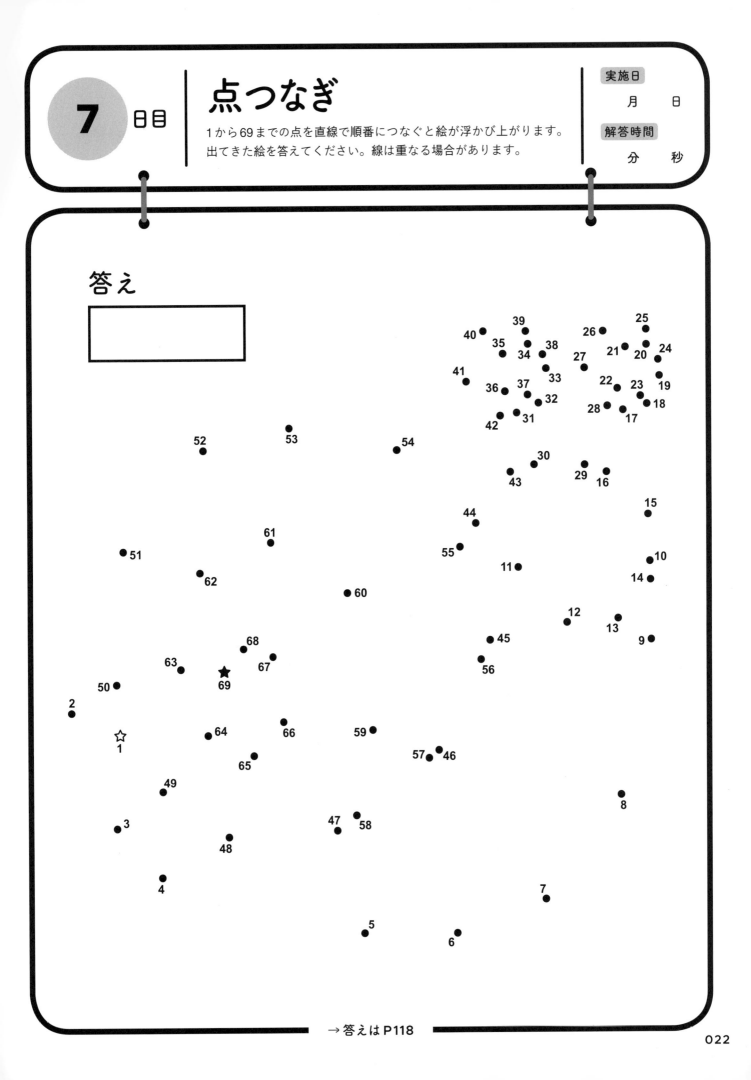

点つなぎ

1から69までの点を直線で順番につなぐと絵が浮かび上がります。
出てきた絵を答えてください。線は重なる場合があります。

実施日　月　日

解答時間　分　秒

答え

→ 答えは P118

022

クロスワードパズル

タテ・ヨコのカギをヒントに問題を解き、A〜Dのマスに入る文字を並べてできる言葉を答えてください。小さい「ッ」や「ャ」なども大きな文字として扱います。

実施日　　月　　日
解答時間　　分　　秒

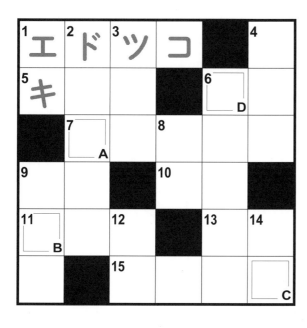

答え

A	B	C	D

タテのカギ

1　電車の発着場

2　直前になって約束を取り消すこと

3　左右に分かれる漢字の右側

4　太宰治の小説『走れ○○○』

6　王子様はプリンス、お姫様は?

8　下呂温泉がある県

9　午後3時のお楽しみ

12　力士が頭に結うもの

14　優勝者のメダルの色

ヨコのカギ

1　○○○○は宵越しの銭は持たぬ

5　家に帰ること

6　アマチュアから転向

7　イソップ物語
　　『アリと○○○○○』

9　お父さん、お母さん

10　○○刻みのスケジュール

11　トンボの異称

13　新幹線の「自由」や「指定」

15　実物と同じ大きさ

→答えは P118

迷路をたどれ！

スタートと同じイラストにたどり着けるのは、ABCのどれでしょう。道の途中に動物がいたら、それ以上は進めません。

実施日

月　　　日

解答時間

分　　　秒

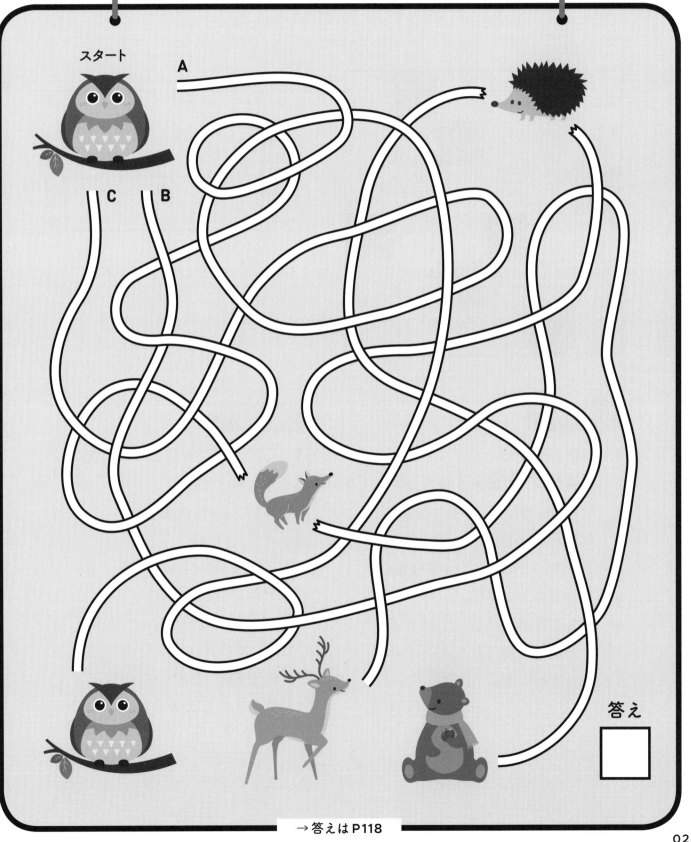

スタート

A

C　B

答え

→答えは P118

6×6ナンプレ

例題のルールに従って、①〜④の問題を解いて、空いているマスをすべて埋めてください。

例題

タテ6列、ヨコ6行のそれぞれに、1〜6の数字が必ず1つずつ入ります。2×3マスの太線で囲まれた6個のブロックにも、1〜6の数字が必ず1つずつ入ります。このルールに従って、すべてのマスに数字を書き入れましょう。

問題:

3	6	1	4		2
2	4		1	6	
		4	3		1
1		3	6		
	3	2		1	6
5		6	2	3	4

→

3	6	1	4	5	2
2	4	5	1	6	3
6	5	4	3	2	1
1	2	3	6	4	5
4	3	2	5	1	6
5	1	6	2	3	4

①

1			6		2
	6	2		1	3
		1		3	4
3	5		2		
2	3		1	4	
4		6			5

②

6			4	1	2
			3	5	
	1			5	
5			2	4	1
	4	1	6	2	
2	6			1	4

③

2	6		3	4	
3			1		6
4		3		6	
	1		5		4
1		6			2
	2	4		1	3

④

	1	5	6	4	
2		6	3		5
1	6			3	4
		4	1		
	5	1	2	6	
	2			5	

→ 答えは P119

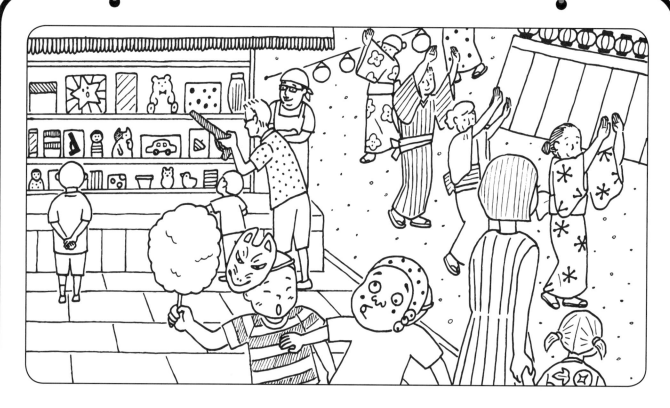

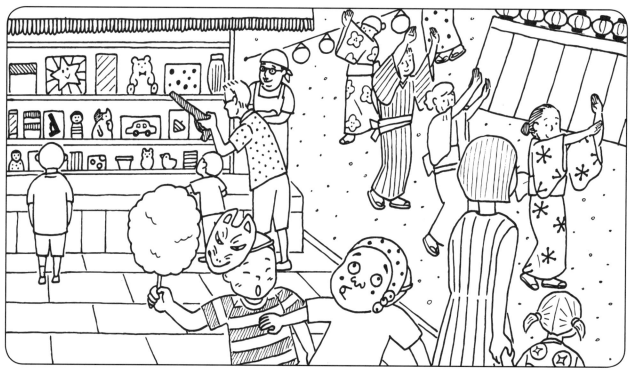

→ 答えは P119

026

ことばさがし

12 日目

リストの言葉を上下左右と斜めの8方向で一直線に探し、線を引いてください。重複したり、一度も使わない文字もあります。小さい「っ」「ゃ」なども大きな文字として扱います。

実施日　　月　　日

解答時間　　分　　秒

あ	の	ま	ん	ど	ぷ	ん	ぴ	つ	の
し	ふ	あ	ご	え	ー	ん	る	ほ	と
つ	や	つ	ぴ	ぼ	は	し	ー	つ	ー
ぺ	こ	み	ん	ー	た	ぼ	ぺ	だ	る
し	や	ろ	せ	お	ん	ん	ー	る	ふ
ん	と	ん	る	ん	ら	こ	ば	ぼ	ん
ら	せ	ろ	り	と	り	み	か	り	え
と	え	み	ん	ど	や	び	お	ら	ん
ち	は	く	や	し	ん	い	ぷ	ー	ま
ゆ	り	こ	ー	だ	ば	ま	ば	こ	ぼ

リスト

☑ おーぼえ（オーボエ）
□ しゃくはち（尺八）
□ しゃみせん（三味線）
□ たんばりん（タンバリン）
□ ちぇろ（チェロ）
□ とらんぺっと（トランペット）
□ とろんぼーん（トロンボーン）

□ はーぷ（ハープ）
□ ばいおりん（バイオリン）
□ びおら（ビオラ）
□ ぴあの（ピアノ）
□ ふるーと（フルート）
□ ほるん（ホルン）
□ まんどりん（マンドリン）
□ りこーだー（リコーダー）

→ 答えは P119

13 日目 相方をさがせ！

A～Pの図形の中には、2つを合体させることで正方形になる組み合わせが8個あります。その組み合わせをすべて答えてください。

実施日　　月　　日
解答時間　　分　　秒

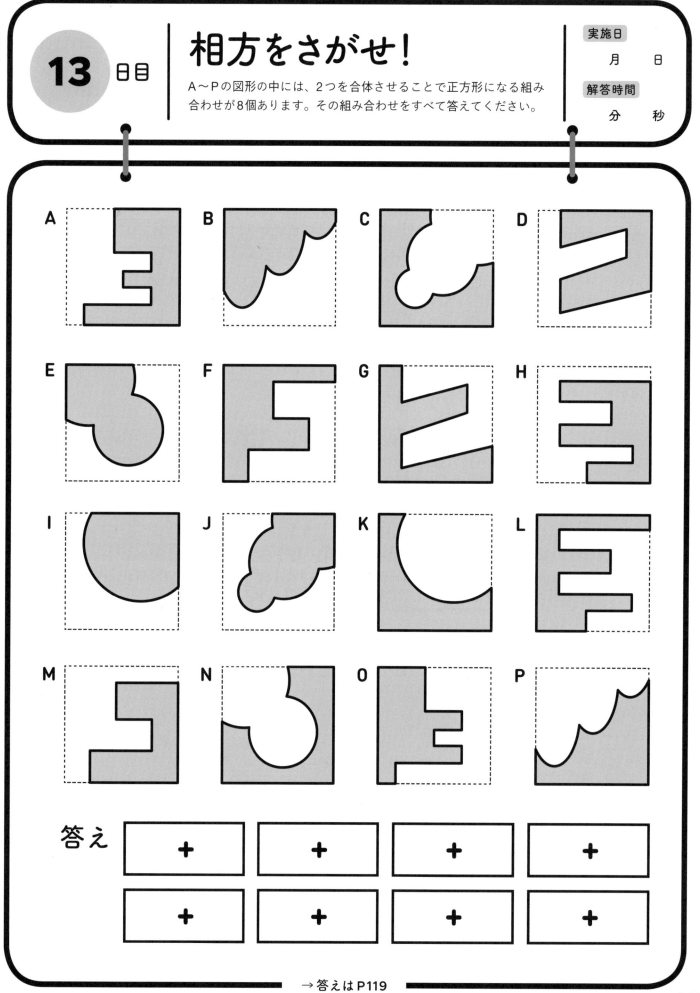

答え

| + | + | + | + |

| + | + | + | + |

→ 答えは P119

同じ絵さがし

①〜⑥のイラストは、1枚を除いてどれも見本と微妙に違っています。見本とまったく同じイラストを探し、数字で答えてください。

実施日

月　　日

解答時間

分　　秒

見本

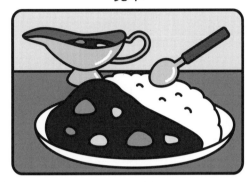

答え

① 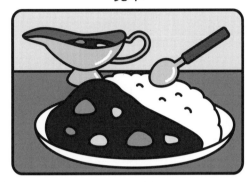　②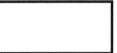

③ 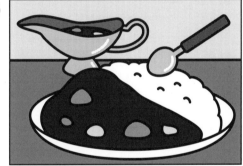　④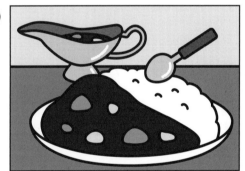

⑤ 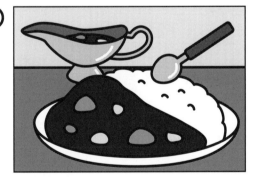　⑥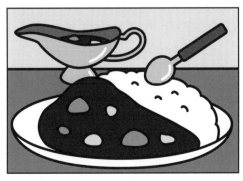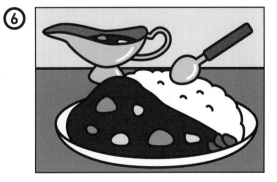

ひらがな算数

①〜⑫までの計算式が「ひらがな」で書かれています。頭の中で数字と記号を区別して、なるべく速く暗算で計算してください。

実施日　　月　　日

解答時間　　分　　秒

① さんたすいちたすごたすに ＝ ▢

② いちたすよんたすななたすよんひくはち ＝ ▢

③ ろくたすよんひくごひくさんたすきゅう ＝ ▢

④ にたすごたすさんひくななたすよん ＝ ▢

⑤ ごたすさんたすよんひくななたすきゅう ＝ ▢

⑥ ななたすにひくさんたすごひくいち ＝ ▢

⑦ はちひくさんたすごひくよんたすに ＝ ▢

⑧ さんひくにたすよんたすろくひくはちたすきゅう ＝ ▢

⑨ ごひくにたすいちたすごひくきゅうたすなな ＝ ▢

⑩ きゅうたすはちひくよんたすろくたすななひくさん ＝ ▢

⑪ よんひくさんたすはちひくろくたすごひくよん ＝ ▢

⑫ ななたすごたすさんひくいちたすにたすさん ＝ ▢

→ 答えは P119

逆読み漢字ドリル

例のように左側の熟語をさかさまに読みます。その読みに当てはまる漢字をリストから選び、二字熟語を作りましょう。使わずにリストに残った漢字で二字熟語を作り答えてください。

実施日　月　日
解答時間　分　秒

例　阻 止 ➡ （　逆読み　シ ソ　）➡ 始 祖

① 記 事 ➡ （　逆読み　　）➡ ☐☐

② 自 己 ➡ （　　）➡ ☐☐

③ 千 代 ➡ （　　）➡ ☐☐

④ 鉄 器 ➡ （　　）➡ ☐☐

⑤ 大 差 ➡ （　　）➡ ☐☐

⑥ 禁 止 ➡ （　　）➡ ☐☐

⑦ 候 補 ➡ （　　）➡ ☐☐

⑧ 文 化 ➡ （　　）➡ ☐☐

リスト

手 始̶ 宝 知 辞 部 新 針 期 多
祖̶ 予 時 方 規 最 切 庫 幹 固

答え
☐

組み合わせパズル

下にあるバラバラのパーツを組み合わせると、見本のようなロボットが出来上がります。ただし、パーツの中には1つだけ使われないものがあります。使われずに残るパーツを〇で囲んでください。

見本

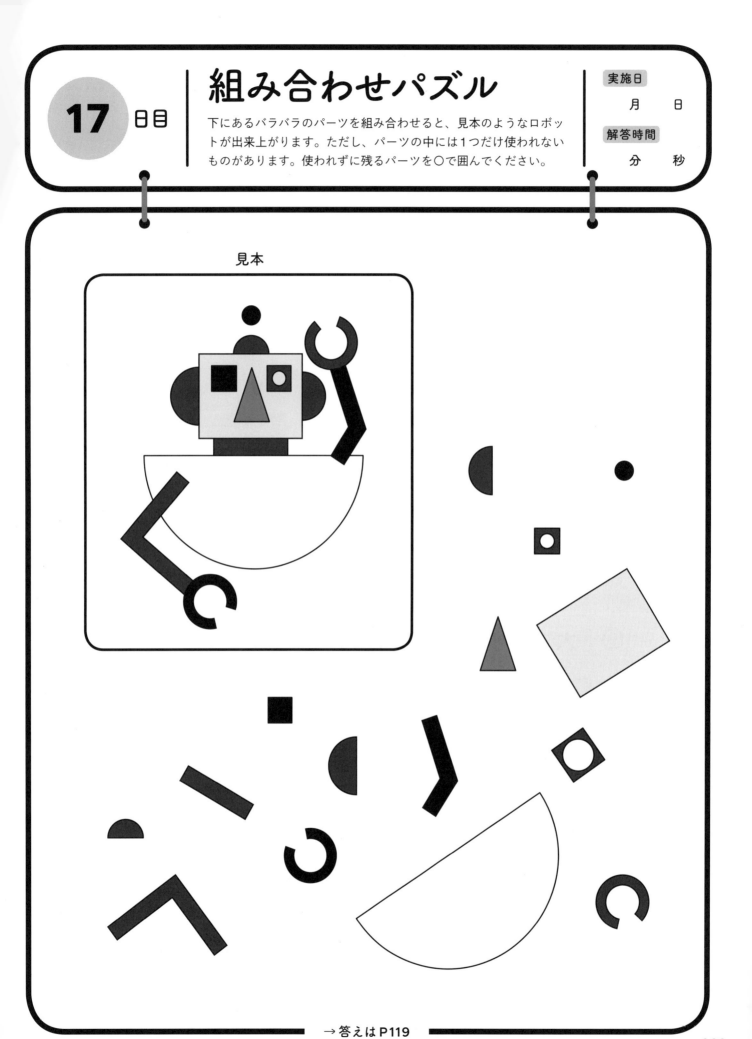

→ 答えは P119

都道府県ご当地クイズ

①〜④には、各都道府県の特徴が描かれています。左上のシルエットと3つのイラストの特徴を総合して、どこの都道府県か予想し、あてはまる答えをA〜Cから選んでください。

①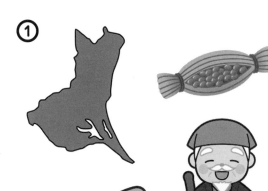

A．茨城県
B．埼玉県
C．石川県

答え

②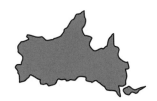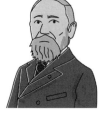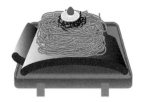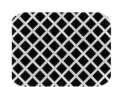

A．山梨県
B．山口県
C．富山県

答え

③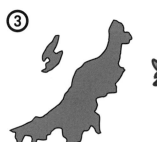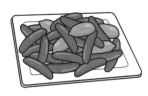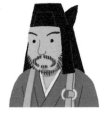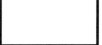

A．京都府
B．青森県
C．新潟県

答え

④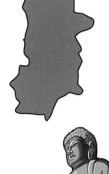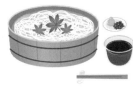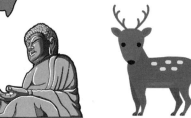

A．奈良県
B．福井県
C．和歌山県

答え

→ 答えは P119

仲間外れさがし

①〜④には、微妙に違うイラストが紛れ込んでいます。仲間外れの
イラストを探して〇をつけてください。

実施日
月 　 日
解答時間
分 　 秒

①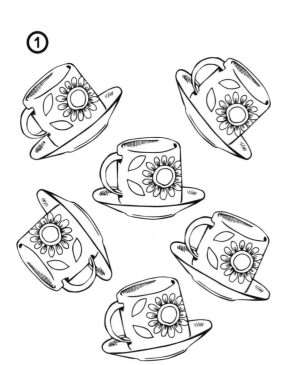

②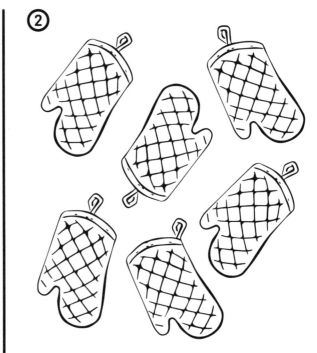

③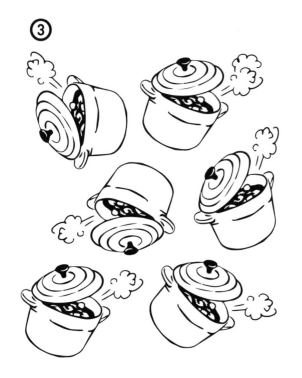

④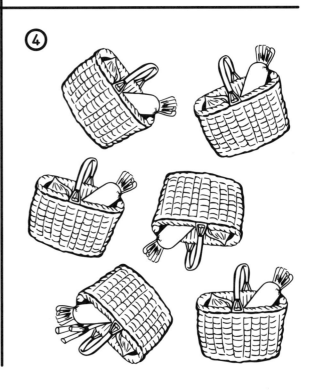

→ 答えは P120

昭和思い出しクイズ

①～⑥には昭和に起こった出来事が書かれています。当時のことを思い出して、あてはまる答えをA～Cから選んでください。

① 戦後間もない昭和25年に、
第1回ミス日本に選ばれたのは？

A．山本富士子　　B．岸惠子　　C．若尾文子

答え

② 山田太一の原作・脚本、主題歌は「いとしのエリー」。
落ちこぼれ大学生を描いたドラマのタイトルは？

A．傷だらけの天使　　B．積み木くずし
C．ふぞろいの林檎たち

答え

③ 時代劇『水戸黄門』で初代・徳川光圀を演じたのは？

A．東野英治郎　　B．佐野浅夫　　C．西村晃

答え

④「あのねのね」（清水国明、原田伸郎）が歌い、大ヒット。
歌詞の中で羽や足をとられたり、
つけられたりして歌のタイトルになっている昆虫は？

A．蝶々　　B．赤とんぼ　　C．かなぶん

答え

⑤ 昭和34年から放映されたアメリカのテレビ映画で、
ロバート・フラーの声を務めた久松保夫の渋い声が
大人気となった西部劇のタイトルは？

A．ララミー牧場　　B．シャーマン牧場　　C．オーケー牧場

答え

⑥ サングラス、アロハシャツ、慎太郎刈りという
いで立ちが大ブームとなった昭和30年代初頭。
この若者たちを総称して何といった？

A．六本木族　　B．竹の子族　　C．太陽族

答え

→ 答えは P120

穴あき算数

①〜⑯の計算式の中には＋、−、×、÷ の記号が入ります。計算式が成り立つように、□の中に記号を入れてください。

実施日

月　　日

解答時間

分　　秒

① $1 \square 4 = 5$

② $8 \square 7 = 56$

③ $8 \square 5 \square 2 = 5$

④ $5 \square 8 \square 3 = 43$

⑤ $3 \square 5 \square 7 = 15$

⑥ $7 \square 4 \square 5 = 33$

⑦ $4 \square 3 \square 6 = 1$

⑧ $3 \square 9 \square 6 = 21$

⑨ $6 \square 7 \square 5 = 8$

⑩ $7 \square 2 \square 9 = 23$

⑪ $5 \square 3 \square 1 = 3$

⑫ $9 \square 6 \square 5 = 49$

⑬ $4 \square 2 \square 5 = 13$

⑭ $8 \square 2 \square 5 = 9$

⑮ $8 \square 7 \square 4 = 5$

⑯ $2 \square 3 \square 4 = 24$

→答えはP120

まちがいさがし

上と下のイラストには、違う部分が10カ所あります。間違いをすべて探してください。また、この問題は塗り絵としても楽しめます。

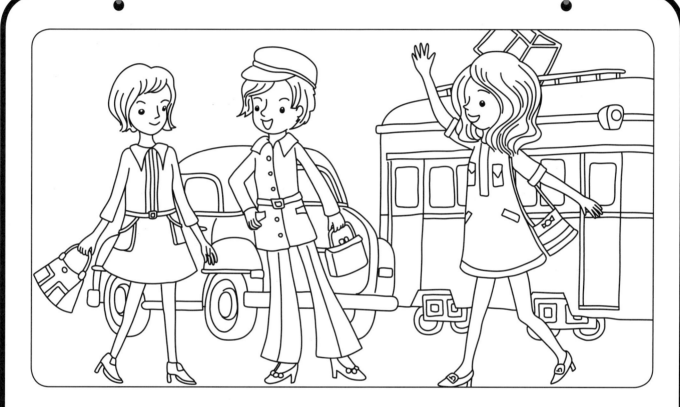

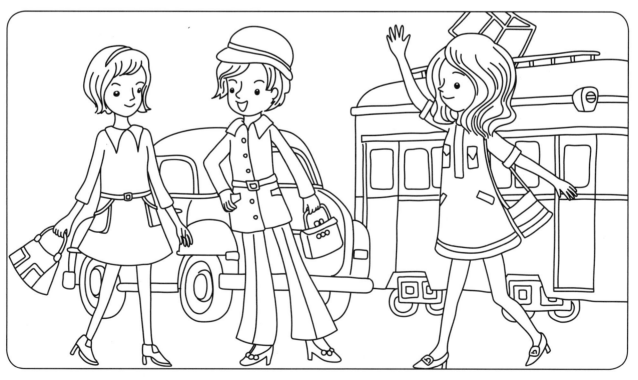

→ 答えは P120

23 日目 | 積み木の形は?

例のように、①～③それぞれの方向から見ると積み木はどんな形になっているでしょう。A～Hの中から選んで答えてください。

例

① →

| A | B |

答え ① **A**

①

② →

③

| A | B | C | D |

| E | F | G | H |

答え ① ②　③

→答えはP120

038

二字熟語パズル

24 日目

①〜⑧の中央には、例のように上下左右の文字とつながって二字熟語になる共通の漢字が入ります。□に入る文字をリストから選んで答えてください。

実施日　　月　　日
解答時間　　分　　秒

例

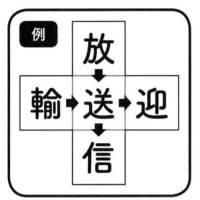

放
輸→送→迎
信

① 即 / 星 □ 敷 / 禅

② 豪 / 浮 □ 戯 / 泳

③ 通 / 経 □ 去 / 敏

④ 新 / 結 □ 礼 / 約

⑤ 桁 / 偶 □ 値 / 奇

⑥ 補 / 援 □ 言 / 走

⑦ 羽 / 屋 □ 菜 / 拠

⑧ 賛 / 完 □ 功 / 績

リスト　送　婚　助　成　根　座　数　遊　過

→答えは P120

点つなぎ

1から97までの点を直線で順番につなぐと文字が浮かび上がります。出てきた文字を答えてください。線は重なる場合があります。

実施日
月　日
解答時間
分　秒

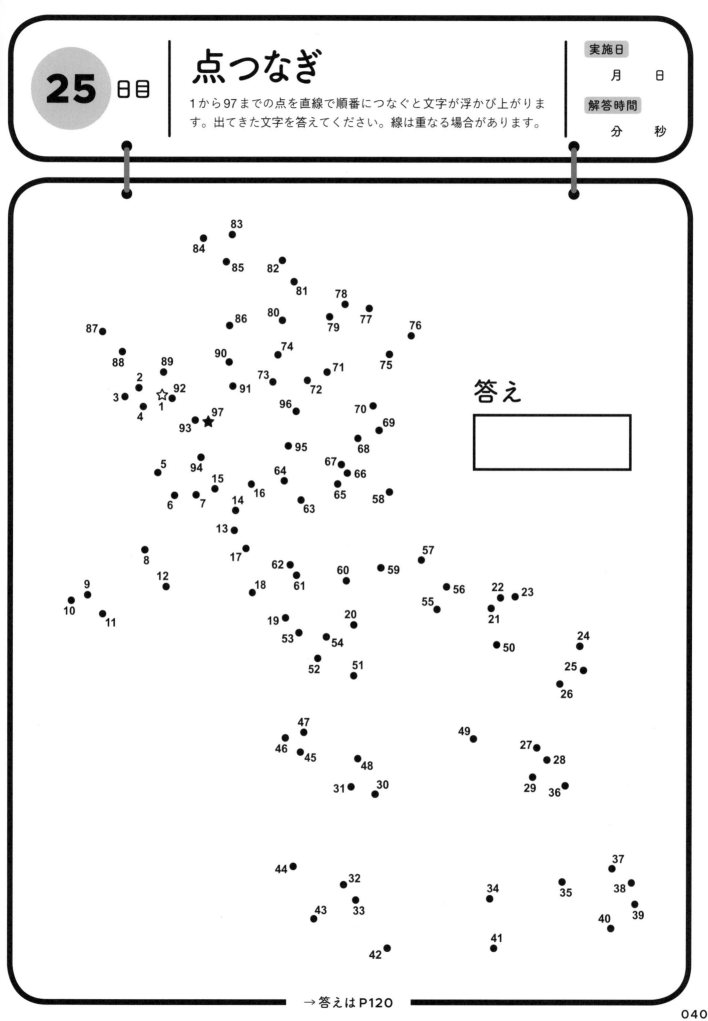

答え

→答えはP120

いくら持ってる?

①〜④のガマ口の中にはいくら入っているでしょう。暗算で、なるべく速く答えてください。

実施日
月　日
解答時間
分　秒

①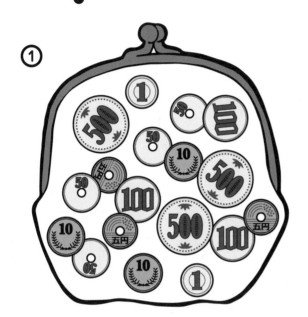

答え

②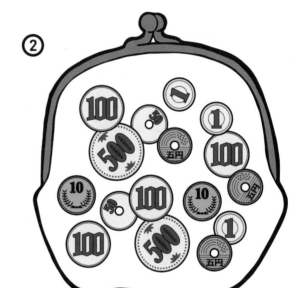

答え

③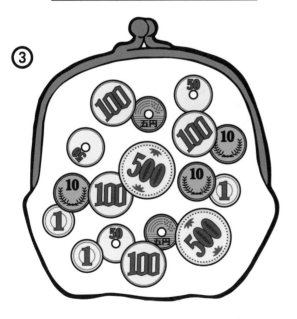

答え

④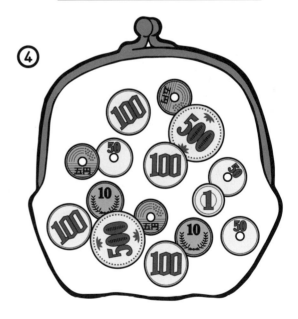

答え

→答えはP120

27 日目 | 迷路をたどれ!

スタートと同じイラストにたどり着けるのは、ABCのどれでしょう。道の途中に海の生き物がいたら、それ以上は進めません。

実施日 月 日 / 解答時間 分 秒

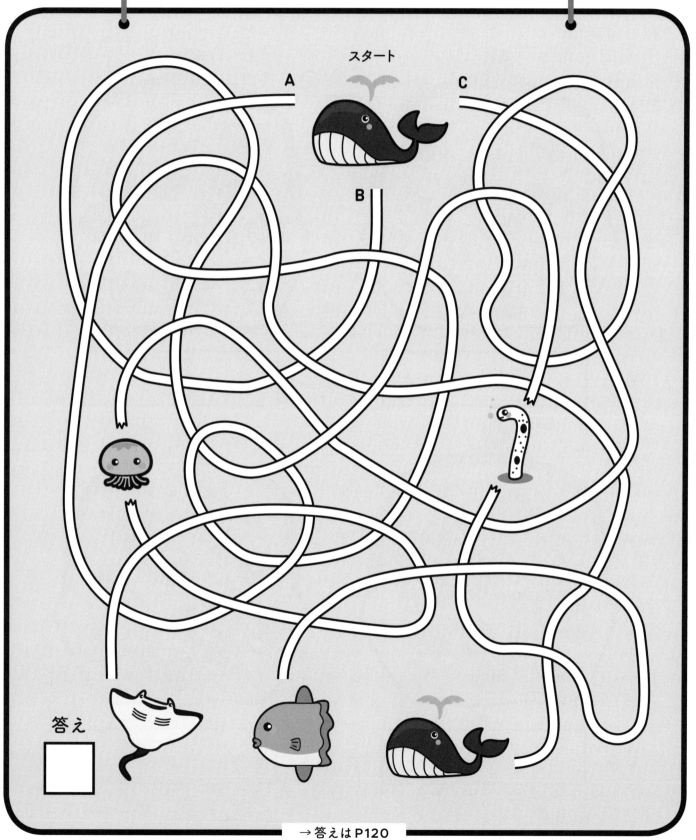

答え

→ 答えは P120

クロスワードパズル

タテ・ヨコのカギをヒントに問題を解き、A〜Dのマスに入る文字を並べてできる言葉を答えてください。小さい「ッ」や「ャ」なども大きな文字として扱います。

実施日　月　日
解答時間　分　秒

1 ワ	2 ラ	イ		3	4
ラ		5	6	D	
7 ジ	8 A				
	9		10	11 C	
12		13			
14		B			

答え

A	B	C	D

タテのカギ

1 二足の○○○を履く

2 等しいことを表す記号

3 赤ちゃんを乗せ、押して歩く

4 立つ鳥○○を濁さず

6 これの足はゲソと呼ばれる

8 室町幕府第3代将軍の名前

11 5月5日は「○○○の日」

12 さして使う雨具

13 一日の疲れを洗い流す

ヨコのカギ

1 おかしくて○○○が止まらない

3 熊を英語で言うと?

5 お付き合いしている相手

7 ババ抜きの「ババ」

9 ご飯とみそ○○の朝食

10 タイムマシンで戻ってみたい

12 美容室でカット

13 食品。ファースト○○○

14 北海道の道庁所在地

→ 答えは P120

29 日目 | 図形合成パズル

①~③の見本の図形を重ねると、右のA~Dのどれかと同じ図形になります。完全に一致する図形をアルファベットで答えてください。

実施日

月 日

解答時間

分 秒

①

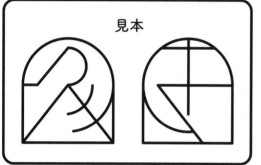

見本

A 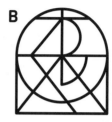 **B**

C 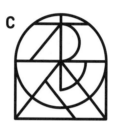 **D**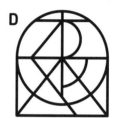

答え

②

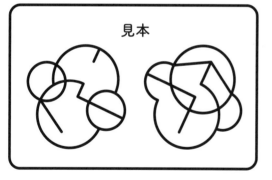

見本

A 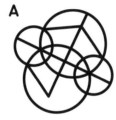 **B**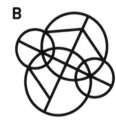

C 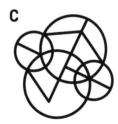 **D**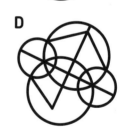

答え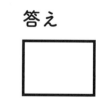

③

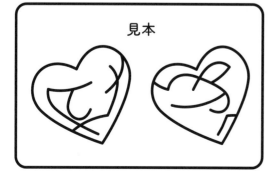

見本

A 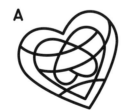 **B**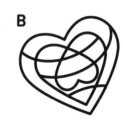

C 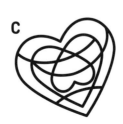 **D**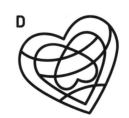

答え

→答えはP120

044

同じ絵さがし

①〜⑥のイラストは、1枚を除いてどれも見本と微妙に違っています。見本とまったく同じイラストを探し、数字で答えてください。

実施日

月　　　日

解答時間

分　　　秒

見本

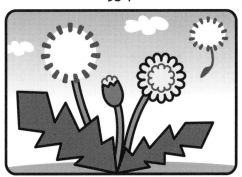

答え

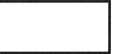

① 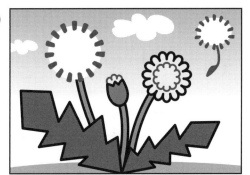　②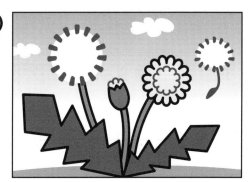

③ 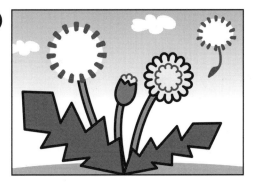　④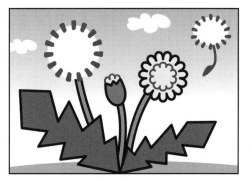

⑤ 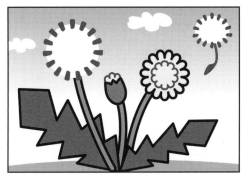　⑥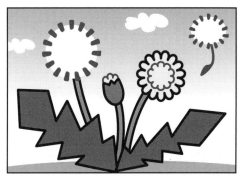

→ 答えは P120

カタカナ算数

①～⑫までの計算式が「カタカナ」で書かれています。頭の中で数字と記号を区別して、なるべく速く暗算で計算してください。

実施日
月　日

解答時間
分　秒

① ニタスロクタスヨンタスハチタスイチ ＝ ☐

② ロクタスニタスニタスロクヒクゴ ＝ ☐

③ ヨンタスハチヒクロクヒクニタスヨン ＝ ☐

④ イチタスサンタスゴヒクヨンタスロク ＝ ☐

⑤ ハチタスヨンタスニヒクサンタスナナ ＝ ☐

⑥ ゴタスサンヒクゴタスサンヒクゴ ＝ ☐

⑦ キュウヒクロクタスサンヒクヨンタスハチ ＝ ☐

⑧ ニヒクイチタスニタスヨンヒクロクタスハチ ＝ ☐

⑨ ナナヒクゴタスニタスヨンヒクニタスロク ＝ ☐

⑩ サンタスゴヒクハチタスヨンタスロクヒクニ ＝ ☐

⑪ ロクヒクヨンタスハチヒクニタスロクヒクヨン ＝ ☐

⑫ イチタスゴタスヨンヒクロクタスナナタスキュウ ＝ ☐

→ 答えは P120

まちがいさがし

上と下のイラストには、違う部分が10カ所あります。間違いをすべて探してください。また、この問題は塗り絵としても楽しめます。

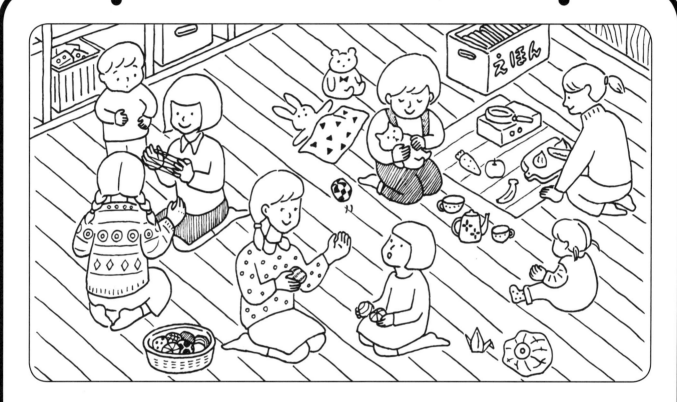

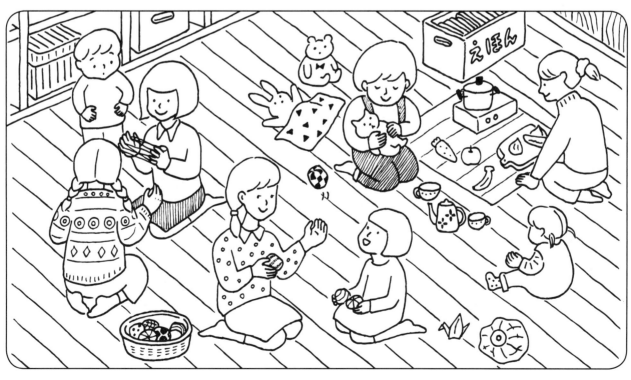

→答えは P121

慣用句パズル

各問題の□の中には共通する漢字が入って慣用句になります。①～⑧にそれぞれ入る漢字をリストから選んで答えてください。

実施日　月　日
解答時間　分　秒

①
- □肌が立つ
- 波に千□
- 閑古□が鳴く

答え

②
- □態をつく
- □女の深情け
- 善の裏は□

答え

③
- □も食わない
- □の遠吠え
- □猿の仲

答え

④
- □鞋を脱ぐ
- 道□を食う
- □木も眠る

答え

⑤

- □の種
- 朝□前
- 早□も芸のうち

答え

⑥
- 図□を指す
- 目□がつく
- □を挙げる

答え

⑦
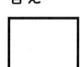
- 軌□に乗る
- 花□を飾る
- 欲と□連れ

答え

⑧
- 青□の志
- □を衝く
- □泥の差

答え

リスト　道　悪　犬　雲　飯　草　鳥　星

→答えはP121

数字を追いかけろ！

いろいろな形で囲まれた1〜50の数字がランダムに並んでいます。
できるだけ速く1から50までの数字を順番に目で追ってください。

実施日　月　日
解答時間　分　秒

33　1　39　43　10　28
11　35　20　12
2　21　45
46　26　13　19　32
40　17　36　42　3　38　22　8
25　48　50　27　14
41　18　37　4　9　29
5　30　24　31　7　23
6　16　49　44　47　34
15

見本

→ 答えは P121

穴あき算数

①〜⑯の計算式の中には＋、－、×、÷ の記号が入ります。計算式が成り立つように、□の中に記号を入れてください。

実施日　　月　　日
解答時間　　分　　秒

① 2 □ 5 = 7

② 3 □ 5 = 15

③ 6 □ 5 □ 3 = 4

④ 7 □ 6 = 42

⑤ 2 □ 4 □ 6 = 12

⑥ 6 □ 6 □ 7 = 29

⑦ 3 □ 6 □ 8 = 1

⑧ 7 □ 7 □ 9 = 40

⑨ 9 □ 8 □ 4 = 13

⑩ 5 □ 7 □ 8 = 43

⑪ 7 □ 3 □ 2 = 6

⑫ 8 □ 3 □ 5 = 19

⑬ 7 □ 8 □ 5 = 61

⑭ 6 □ 3 □ 4 = 8

⑮ 8 □ 2 □ 1 = 3

⑯ 9 □ 9 □ 2 = 162

→ 答えは P121

昭和思い出しクイズ

①〜⑥には昭和に起こった出来事が書かれています。当時のことを思い出して、あてはまる答えをA〜Cから選んでください。

① 昭和33年、腰で輪っかをくるくる回すアメリカ発祥の道具が大流行。老若男女が飛びついたものは？

　A. フリスビー　B. フラフープ　C. アメリカンクラッカー

答え

② 昭和34年、現・上皇后がご成婚。
●●●●ブームが日本を席巻した。

　A. ミッチー　　B. スッチー　　C. サッチー

答え

③ 昭和43年に外国人初の幕内力士となり、のちに丸八真綿のCM「二倍二倍！」のフレーズがブームになったハワイ出身の人物は？

　A. 高見山　　B. 小錦　　C. 曙

答え

④ テレビコメディ番組『てなもんや三度笠』の中での藤田まことのセリフ。「俺がこんなに強いのも、当たり前田の……」なんのおかげでしょう？

　A. 堅焼きせんべい　B. ショートケーキ　C. クラッカー

答え

⑤ 昭和30年代に日本のサラリーマンを描いて人気になった小説『江分利満氏の優雅な生活』の作者は？

　A. 山口瞳　　B. 伊丹十三　　C. 開高健

答え

⑥ 昭和39年ごろ、VANの紙袋を抱え、アイビールックを身にまとい、東京・銀座の●●●通りでよく見かけた若者を何と呼んだ？

　A. けやき族　　B. みゆき族　　C. マロニエ族

答え

→ 答えはP121

38 日目

迷路をたどれ！

スタートと同じイラストにたどり着けるのは、ABCのどれでしょう。道の途中に生き物がいたら、それ以上は進めません。

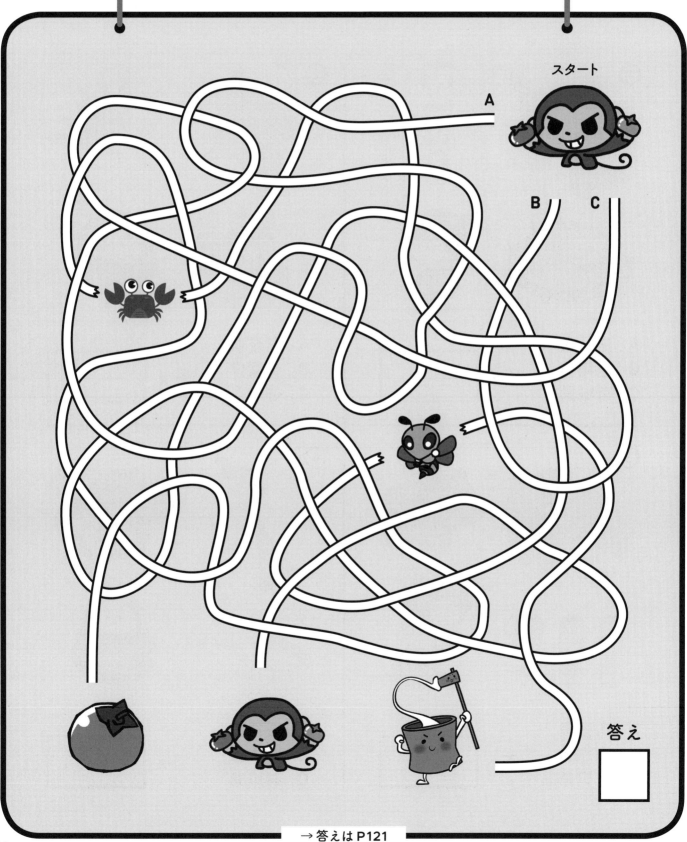

スタート

答え

→ 答えは P121

都道府県ご当地クイズ

①～④には、各都道府県の特徴が描かれています。左上のシルエットと3つのイラストの特徴を総合して、どこの都道府県か予想し、あてはまる答えをA～Cから選んでください。

実施日　　月　　日
解答時間　　分　　秒

①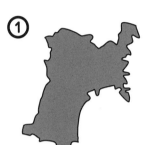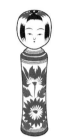
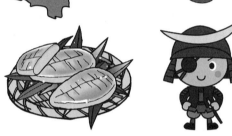

A . 三重県
B . 宮崎県
C . 宮城県
答え

②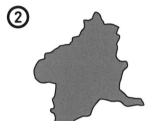
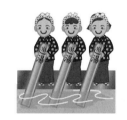 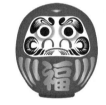

A . 群馬県
B . 千葉県
C . 香川県
答え

③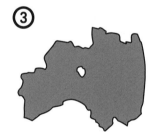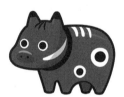
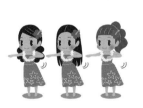 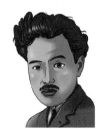

A . 島根県
B . 福島県
C . 鹿児島県
答え

④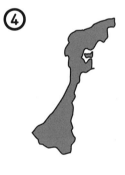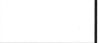
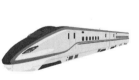 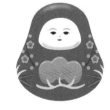

A . 長野県
B . 熊本県
C . 石川県
答え

→ 答えは P121

「天は人の上に人を造らず人の下に人を造らず」と言えり。されば天より人を生ずるには、万人は万人みな同じ位にして、生まれながら貴賤上下の差別なく、❶（　）（ばんぶつ）の霊たる身と心との働きをもって天地の間にあるよろずの物を資り、もって衣食住の用を達し、❷（　）（じゆうじざい）、互いに人の妨げをなさずしておのおの❸（　）（あんらく）にこの世を渡らしめ給うの趣意なり。されども今、広くこの人間世界を見渡すに、かしこき人あり、おろかなる人あり、❹（　）（まず）しきもあり、富めるもあり、貴人もあり、下人もありて、その❺（　）（ありさま）雲と泥との相違あるに似たるはなんぞや。その次第はなはだ明らかなり。『実語教』に、「人学ばざれば智なし、智なき者は愚人なり」とあり。されば❻（　）（けんじん）と愚人との別は学ぶと学ばざるとによりてできるものなり。また世の中にむずかしき仕事もあり、やすき仕事もあり。そのむずかしき仕事をする者を身分重き人と名づけ、やすき仕事をする者を身分軽き人という。すべて心を用い、心配する仕事はむずかしくして、手足を用うる力役はやすし。

仲間外れさがし

①～④には、微妙に違うイラストが紛れ込んでいます。仲間外れの
イラストを探して○をつけてください。

実施日

月　　　日

解答時間

分　　　秒

①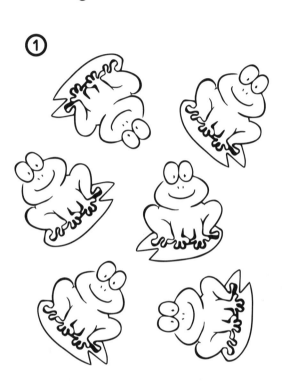

②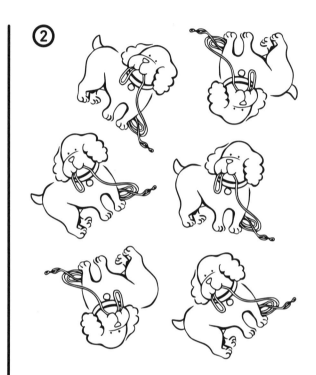

③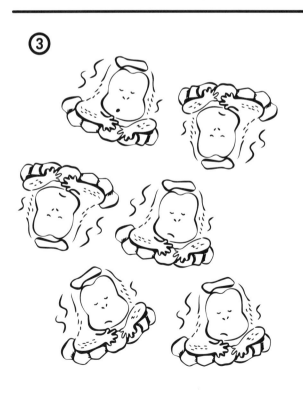

④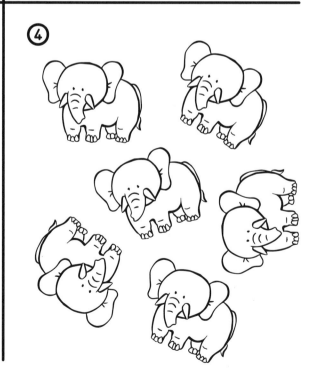

→答えはP121

6×6ナンプレ

例題のルールに従って、①〜④の問題を解いて、空いているマスをすべて埋めてください。

実施日　月　日
解答時間　分　秒

例題

タテ6列、ヨコ6行のそれぞれに、1〜6の数字が必ず1つずつ入ります。2×3マスの太線で囲まれた6個のブロックにも、1〜6の数字が必ず1つずつ入ります。このルールに従って、すべてのマスに数字を書き入れましょう。

3	6	1	4		2
2	4			1	6
			4	3	
1		3	6		
	3	2		1	6
5		6	2	3	4

➡

3	6	1	4	5	2
2	4	5	1	6	3
6	5	4	3	2	1
1	2	3	6	4	5
4	3	2	5	1	6
5	1	6	2	3	4

①

			2	3	
4	3			2	5
6	4		5	1	
	5	1		4	3
1	2			3	6
		4	2		

②

4					3
	1	5	4	6	
6		4	2		5
2		1	3		6
	6	3	5	2	
5					1

③

	1			5	3
		3	6		1
2	6	4		1	
	5		2	4	6
1		6	5		
4	3			6	

④

	2	5	3	4	
	4			2	
2		4	5		1
	3	1	2	6	
6					3
	5	3	6	1	

→ 答えは P122

43 日目 | まちがいさがし

右と左のイラストには、違う部分が10カ所あります。間違いをすべて探してください。また、この問題は塗り絵としても楽しめます。

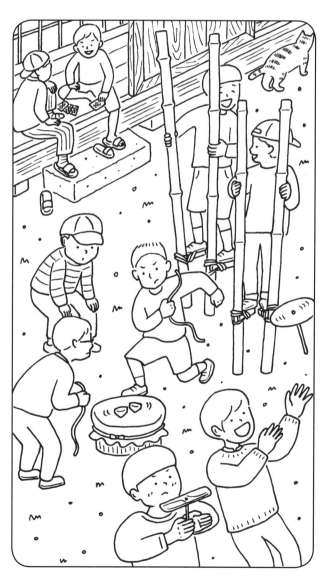
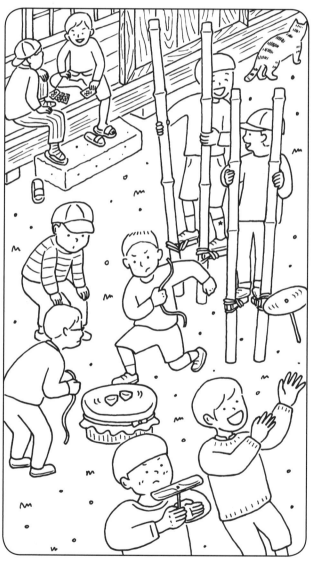

→ 答えは P122

44 日目 ｜ ことばさがし

リストの言葉を上下左右と斜めの８方向で一直線に探し、線を引いてください。重複したり、一度も使わない文字もあります。小さい「っ」「ゃ」なども大きな文字として扱います。

実施日　月　日

解答時間　分　秒

一	た	こ	一	ち	あ	る	お	ん	ふ
た	ら	こ	あ	ら	ぺ	ん	ぱ	お	く
き	ぬ	り	い	あ	お	か	わ	う	そ
ぺ	ご	ぐ	ご	い	だ	ん	ぱ	か	う
ん	ま	き	ら	一	た	か	わ	る	か
ぎ	一	ぬ	り	一	る	ぱ	お	く	あ
ん	ぱ	た	う	ぺ	く	が	じ	お	じ
だ	う	ん	一	ろ	ん	や	ん	お	だ
ん	ら	わ	ぐ	ち	く	き	じ	か	る
お	ん	ぺ	か	ま	ぬ	ふ	ん	み	あ

リスト

☑ らいおん（ライオン）　　□ くじゃく（クジャク）
□ あらいぐま（アライグマ）　□ こあら（コアラ）
□ あるぱか（アルパカ）　　□ ごりら（ゴリラ）
□ おおかみ（オオカミ）　　□ たぬき（タヌキ）
□ おらんうーたん（オランウータン）　□ ちーたー（チーター）
□ かわうそ（カワウソ）　　□ ぱんだ（パンダ）
□ かんがるー（カンガルー）　□ ふくろう（フクロウ）
　　　　　　　　　　　□ ぺんぎん（ペンギン）

→ 答えは P122

相方をさがせ！

A～Pの図形の中には、2つを合体させることで正方形になる組み合わせが8個あります。その組み合わせをすべて答えてください。

実施日　月　日

解答時間　分　秒

A B C D

E F G H

I J K L

M N O P

答え

☐ + ☐　☐ + ☐　☐ + ☐　☐ + ☐

☐ + ☐　☐ + ☐　☐ + ☐　☐ + ☐

→ 答えは P122

点つなぎ

1から93までの点を直線で順番につなぐと絵が浮かび上がります。
出てきた絵を答えてください。線は重なる場合があります。

実施日
月　日
解答時間
分　秒

答え

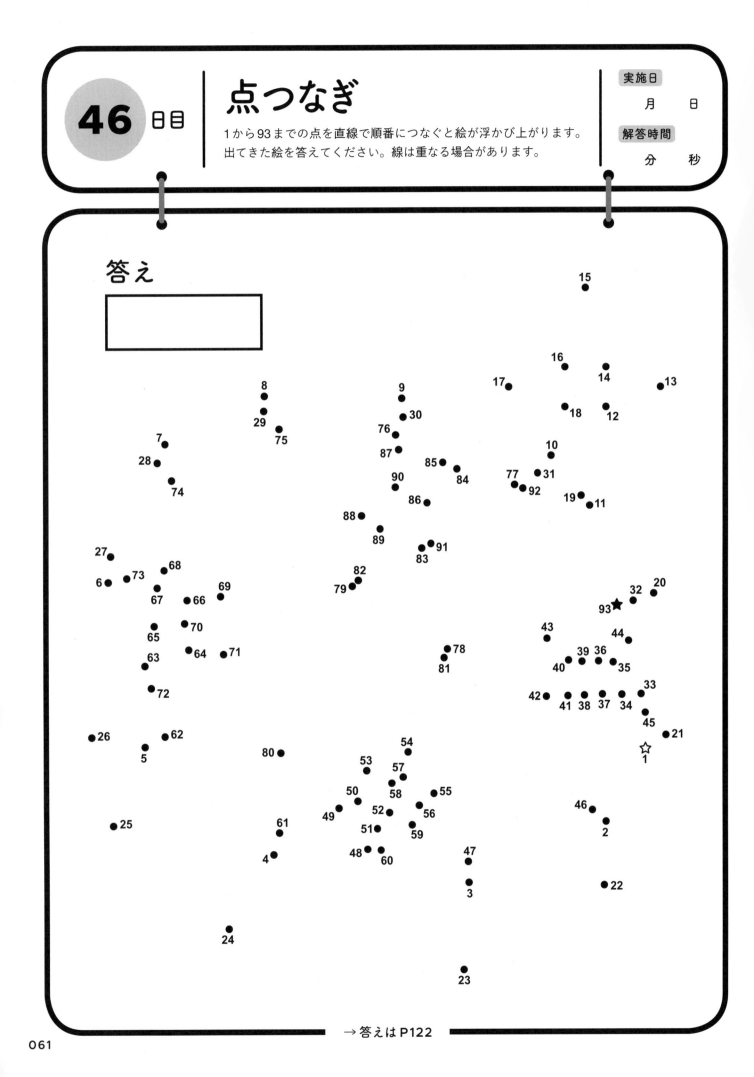

→ 答えは P122

ひらがな算数

①～⑫までの計算式が「ひらがな」で書かれています。頭の中で数字と記号を区別して、なるべく速く暗算で計算してください。

① ごたすさんたすいちたすさんたすに ＝ ☐

② さんたすろくたすななたすさんひくはち ＝ ☐

③ よんたすはちひくよんひくごたすなな ＝ ☐

④ ななたすにたすいちひくごたすよん ＝ ☐

⑤ はちたすさんたすよんひくろくたすに ＝ ☐

⑥ にたすろくひくよんたすななひくご ＝ ☐

⑦ ろくひくさんたすごひくさんたすなな ＝ ☐

⑧ きゅうひくよんたすごたすななひくさんたすきゅう ＝ ☐

⑨ ななひくごたすさんたすいちひくにたすよん ＝ ☐

⑩ いちたすよんひくにたすごたすろくひくきゅう ＝ ☐

⑪ ごひくにたすろくひくよんたすはちひくなな ＝ ☐

⑫ さんたすきゅうたすごひくななたすいちたすご ＝ ☐

→ 答えは P122

クロスワードパズル

タテ・ヨコのカギをヒントに問題を解き、A〜Dのマスに入る文字を並べてできる言葉を答えてください。小さい「ッ」や「ャ」なども大きな文字として扱います。

実施日　　月　　日
解答時間　　分　　秒

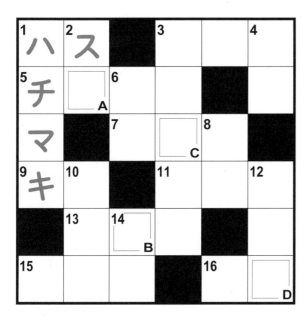

答え

A	B	C	D

タテのカギ

1　応援団が額に締める
2　「八」は○○広がりの漢字
3　バターの代用品として生まれた食品
4　○○は道連れ、世は情け
6　実験や観察をする授業
8　10○○で1センチ
10　竜宮城に行った浦島さんの名前
12　チャイコフスキー作曲『○○○割り人形』
14　お坊さんの修行場

ヨコのカギ

1　お釈迦様の足元に咲く
3　眠たいと重くなる
5　サクランボを英語で
7　化粧をするときに顔を映す
9　Nで示す方角
11　飛行機がテイクオフ
13　景色を楽しめる○○○風呂
15　亀が首や足を引っ込める
16　矢を射る道具

→ 答えは P122

同じ絵さがし

①〜⑥のイラストは、1枚を除いてどれも見本と微妙に違っています。見本とまったく同じイラストを探し、数字で答えてください。

見本

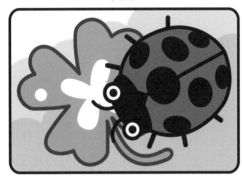

答え

①
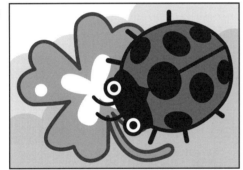

②
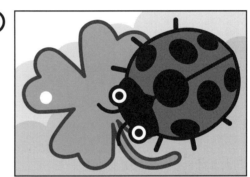

③
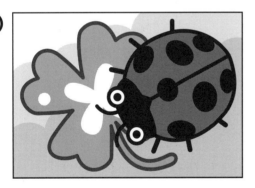

④
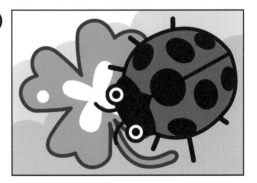

⑤
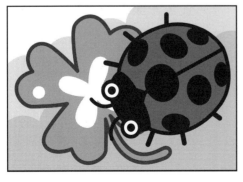

⑥
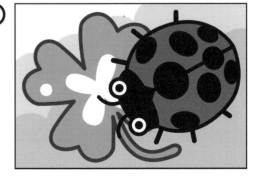

→ 答えは P123

図形合成パズル

①〜③の見本の図形を重ねると、右のA〜Dのどれかと同じ図形になります。完全に一致する図形をアルファベットで答えてください。

実施日

月　　日

解答時間

分　　秒

①

見本

A　B

C　D

答え

②

見本

A　B

C　D

答え

③

見本

A　B

C　D

答え

→答えはP123

迷路をたどれ！

スタートと同じイラストにたどり着けるのは、ABCのどれでしょう。道の途中に甘〜いパンが出てきたら、それ以上は進めません。

実施日

月　日

解答時間

分　秒

答え

A　B

C

スタート

→ 答えは P123

昭和思い出しクイズ

①～⑥には昭和に起こった出来事が書かれています。当時のことを思い出して、あてはまる答えをA～Cから選んでください。

実施日　月　日

解答時間　分　秒

① 昭和53年、映画『サタデー・ナイト・フィーバー』の大ヒットでディスコブームが到来。この主演俳優は誰？

A．アーノルド・シュワルツェネッガー
B．ブルース・ウィリス　　C．ジョン・トラボルタ

答え

② 昭和41年に来日したビートルズ。ジョン、リンゴ、ポールと、もう一人は？

A．ビリー・ジョエル　　B．ジョージ・ハリスン
C．エリック・クラプトン

答え

③ 昭和40年前後に大流行。裾がフレアスカートのように広がっているファッションアイテムは？

A．パンタロン　B．ホットパンツ　C．ボタンダウンシャツ

答え

④ 昭和46年にレコードデビューを果たした"新3人娘"といえば、小柳ルミ子、南沙織とあと一人は誰？

A．浅田美代子　　B．天地真理　　C．麻丘めぐみ

答え

⑤ 『黄色いサクランボ』でデビューし、昭和40年代後半に活躍したハーフタレントの女性グループは？

A．ゴールデン・ハーフ　　B．スペシャル・ハーフ
C．イエロー・ハーフ

答え

⑥ 昭和49年、『恋のインディアン人形』が大ヒット。アメリカ人の父と中国人の母を持つ双子はリンリンと誰？

A．カンカン　　B．ランラン　　C．トントン

答え

→ 答えは P123

穴あき算数

①〜⑯の計算式の中には＋、－、×、÷ の記号が入ります。計算式が成り立つように、□の中に記号を入れてください。

実施日　　月　　日

解答時間　　分　　秒

① 9 □ 8 = 17

② 3 □ 7 = 21

③ 8 □ 3 □ 9 = 14

④ 6 □ 4 □ 8 = 32

⑤ 6 □ 8 □ 5 = 19

⑥ 8 □ 8 □ 7 = 57

⑦ 4 □ 7 □ 3 = 8

⑧ 5 □ 5 □ 3 = 22

⑨ 7 □ 1 □ 4 = 4

⑩ 1 □ 2 □ 9 = 11

⑪ 2 □ 1 □ 8 = 9

⑫ 2 □ 5 □ 3 = 7

⑬ 7 □ 8 □ 4 = 60

⑭ 6 □ 2 □ 7 = 21

⑮ 5 □ 1 □ 7 = 11

⑯ 5 □ 6 □ 7 = 210

→答えは P123

イラスト記憶

下のイラストをよく見て、4枚につき1分で覚えてください。あとで何のイラストが描いてあったか答えてもらいます。

まずは下の4枚を1分で覚えてください。

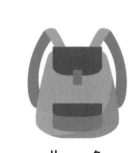

リュック

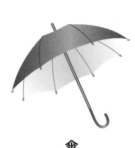

傘

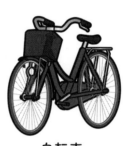

自転車

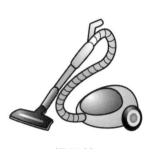

掃除機

次の4枚も1分で覚えましょう。

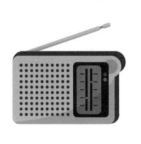

ラジオ

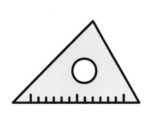

三角定規

はかり

ポット

8枚のイラストを合計2分で覚えたら、P117を開いて、
「54日目　イラスト記憶の続き」の指示に従ってください。

→ 答えは P123

都道府県ご当地クイズ

①～④には、各都道府県の特徴が描かれています。左上のシルエットと3つのイラストの特徴を総合して、どこの都道府県か予想して、あてはまる答えをA～Cから選んでください。

①

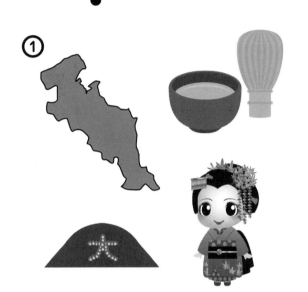

A . 山形県
B . 京都府
C . 鳥取県

答え

②

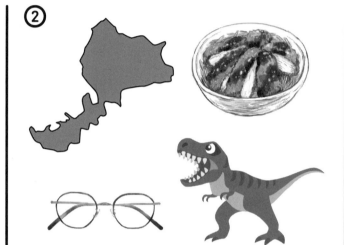

A . 福島県
B . 福岡県
C . 福井県

答え

③

A . 山梨県
B . 宮崎県
C . 滋賀県

答え

④

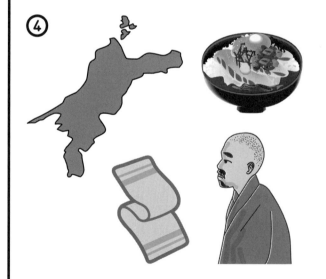

A . 島根県
B . 愛媛県
C . 兵庫県

答え

→ 答えは P123

うとうとして目がさめると女はいつのまにか、隣のじいさんと話を始めている。このじいさんはたしかに前の前の駅から乗ったいなか者である。❶（　　　　）まぎわに頓狂な声を出して駆け込んで来て、いきなり❷（　　　　）をぬいだと思ったら背中にお灸のあとがいっぱいあったので、三四郎の❸（　　　　）に残っている。じいさんが汗をふいて、肌を入れて、女の隣に腰をかけたまでよく注意して見ていたくらいである。

女とは京都からの相乗りである。乗った時から三四郎の目についた。第一色が黒い。三四郎は九州から❹（　　　　）線に移って、だんだん京大阪へ近づいて来るうちに、女の色が❺（　　　　）に白くなるのでいつのまにか❻（　　　　）を遠のくような哀れを感じていた。それでこの女が車室にはいって来た時は、なんとなく異性の味方を得た心持ちがした。この女の色はじっさい九州色であった。

（はっしゃ）（はだ）（きおく）（さんよう）（しだい）（こきょう）

→答えは P123

反転まちがいさがし

右と左のイラストは左右が反転しています。違う部分が10カ所あるのですべて探してください。また、この問題は塗り絵としても楽しめます。

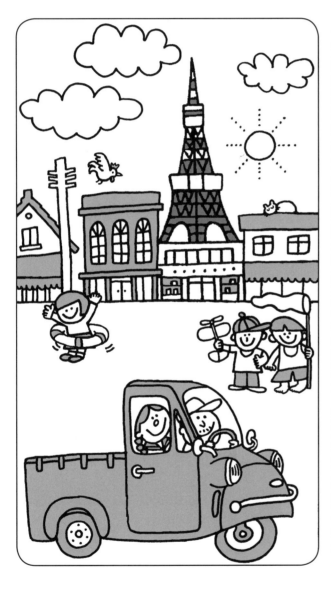

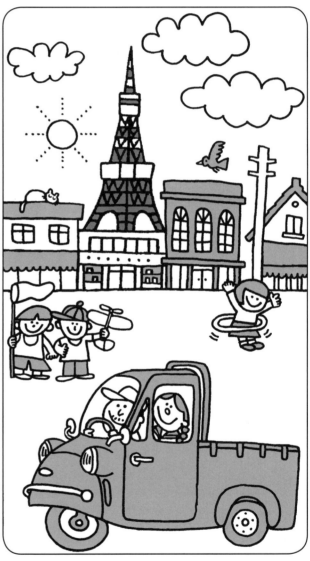

→ 答えは P123

58 日目

いくら持ってる?

①〜④のガマ口の中にはいくら入っているでしょう。暗算で、なるべく速く答えてください。

①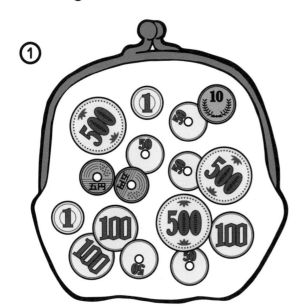

答え

②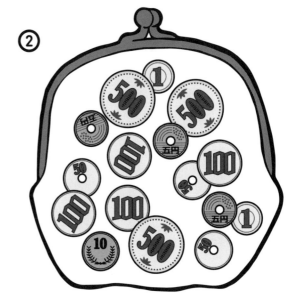

答え

③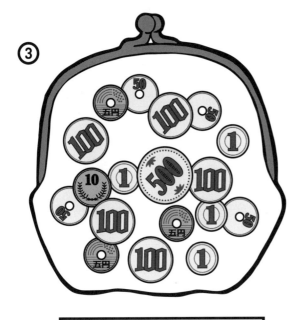

答え

④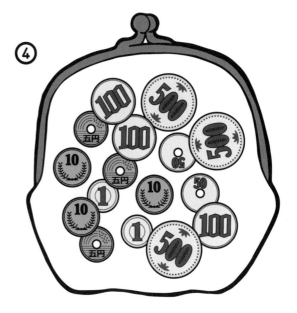

答え

→ 答えは P123

仲間外れさがし

①〜④には、微妙に違うイラストが紛れ込んでいます。仲間外れの
イラストを探して○をつけてください。

実施日

　月　　　日

解答時間

　分　　　秒

①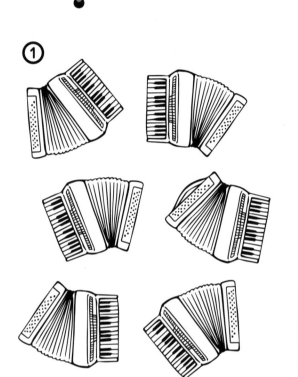

②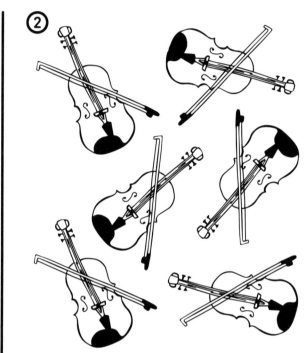

③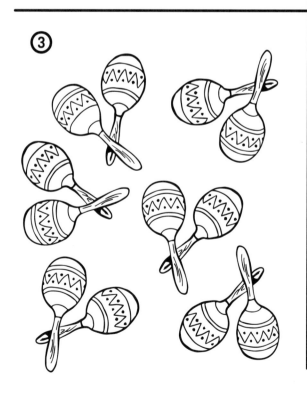

④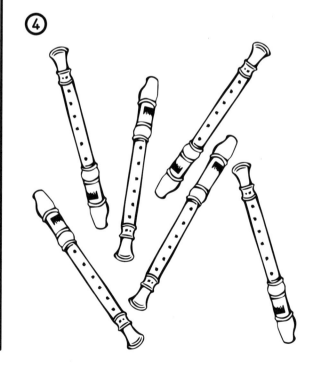

→ 答えは P123

逆読み漢字ドリル

例のように左側の熟語をさかさまに読みます。その読みに当てはまる漢字をリストから選び、二字熟語を作りましょう。使わずにリストに残った漢字で二字熟語を作り答えてください。

実施日　月　日

解答時間　分　秒

例　| 阻 | 止 | ➡（　逆読み　シ　ソ　）➡ | 始 | 祖 |

① | 辞 | 意 | ➡（　逆読み　　　）➡ | | |

② | 事 | 後 | ➡（　　　　）➡ | | |

③ | 指 | 揮 | ➡（　　　　）➡ | | |

④ | 奇 | 策 | ➡（　　　　）➡ | | |

⑤ | 会 | 派 | ➡（　　　　）➡ | | |

⑥ | 家 | 路 | ➡（　　　　）➡ | | |

⑦ | 外 | 貨 | ➡（　　　　）➡ | | |

⑧ | 監 | 査 | ➡（　　　　）➡ | | |

リスト

字 木 営 産 始 画 士 参 維 草
配 騎 加 持 絵 下 祖 自 誤 資

答え

→ 答えは P123

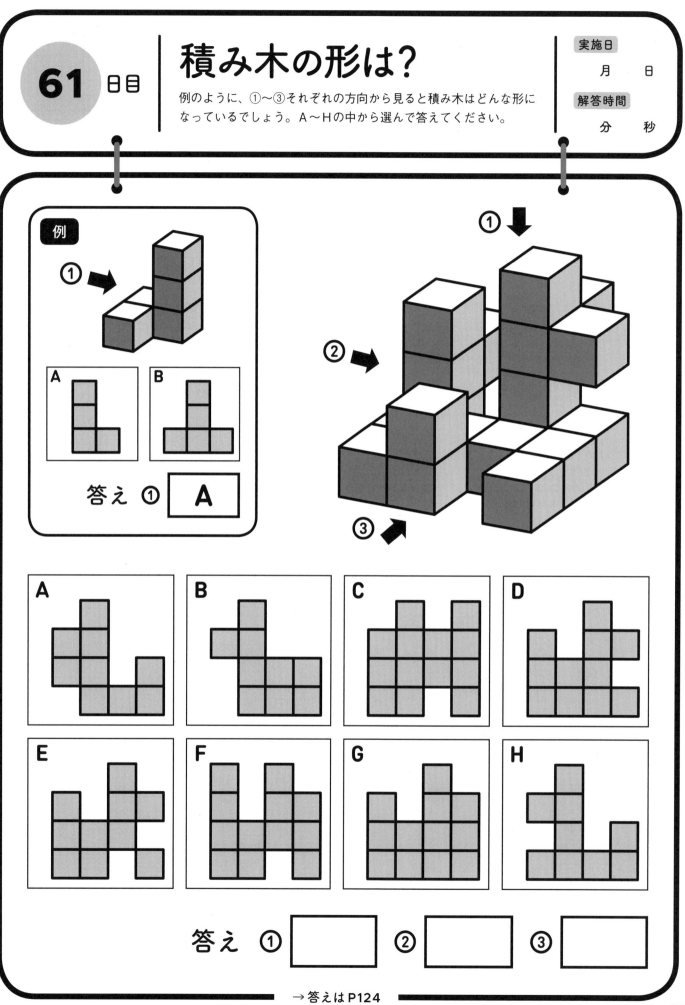

積み木の形は?

例のように、①〜③それぞれの方向から見ると積み木はどんな形になっているでしょう。A〜Hの中から選んで答えてください。

実施日　月　日

解答時間　分　秒

例

① →

A

B

答え ①　A

① ↓

② →

③ ↗

A

B

C

D

E

F

G

H

答え ①　②　③

→ 答えは P124

迷路をたどれ!

スタートと同じイラストにたどり着けるのは、ABCのどれでしょう。道の途中で生き物が這っていたら、それ以上は進めません。

実施日
月　日

解答時間
分　秒

答え

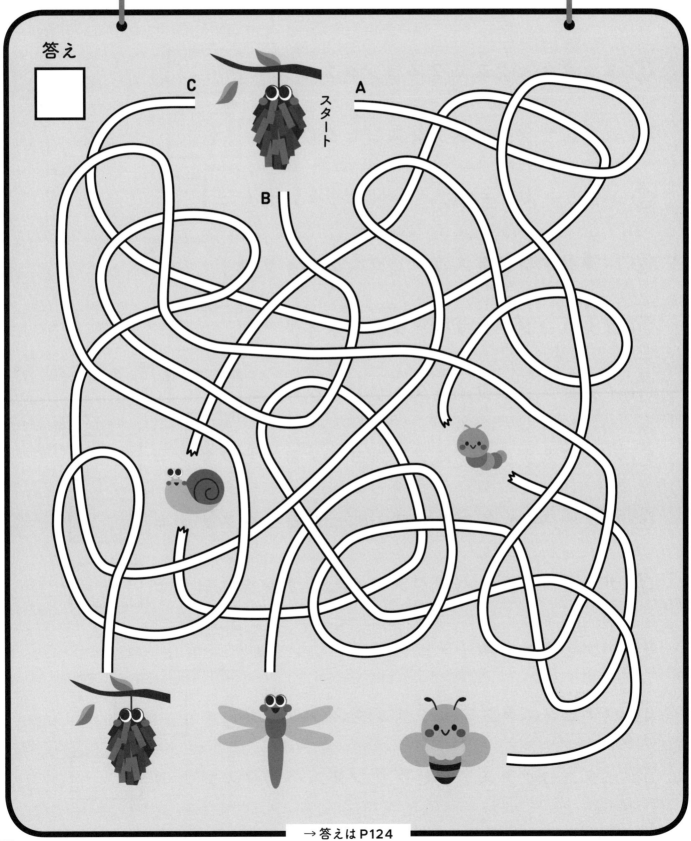

→ 答えは P124

① ヨンタスニタスニタスヨンタスロク ＝ [　　　]

② ニタスサンタスヨンタスゴヒクロク ＝ [　　　]

③ キュウタスイチヒクハチヒクニタスナナ ＝ [　　　]

④ ハチタスロクタスヨンヒクニタスイチ ＝ [　　　]

⑤ ゴタスヨンタスサンヒクニタスイチ ＝ [　　　]

⑥ イチタスニヒクイチタスサンヒクニ ＝ [　　　]

⑦ ハチタスナナヒクロクタスゴタスヨンヒクサン ＝ [　　　]

⑧ ロクヒクイチタスサンタスニヒクヨンタスナナ ＝ [　　　]

⑨ ナナヒクゴタスハチタスイチヒクサンタスヨン ＝ [　　　]

⑩ サンヒクニタスイチヒクニタスサン ＝ [　　　]

⑪ ハチヒクニタスゴヒクナナタスサンヒクゴ ＝ [　　　]

⑫ ニタスロクタスヨンヒクサンタスハチタスナナ ＝ [　　　]

→答えはP124

二字熟語パズル

①〜⑧の中央には、例のように上下左右の文字とつながって二字熟語になる共通の漢字が入ります。□に入る文字をリストから選んで答えてください。

実施日　月　日
解答時間　分　秒

例

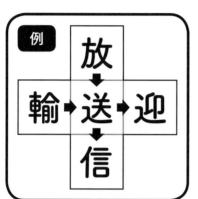

放
輸→送→迎
信

①
述
英　□　呂
弊

②
雲
航　□　鮮
藻

③
網
雨　□　棚
籍

④
縁
怪　□　笑
話

⑤
視
感　□　悟
醒

⑥
教
恩　□　匠
範

⑦
栄
中　□　道
麗

⑧
深
闇　□　景
勤

リスト　送 夜 海 語 談 華 覚 師 戸

→ 答えは P124

同じ絵さがし

①～⑥のイラストは、1枚を除いてどれも見本と微妙に違っています。見本とまったく同じイラストを探し、数字で答えてください。

見本

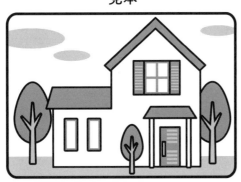

答え

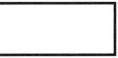

①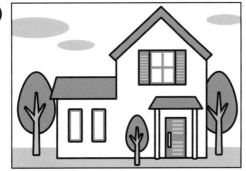

②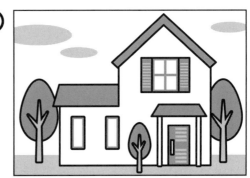

③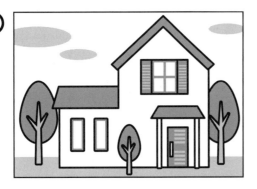

④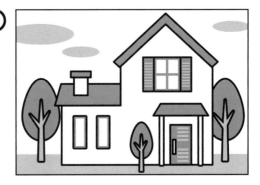

⑤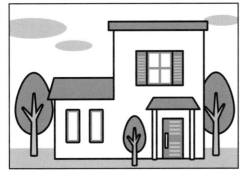

⑥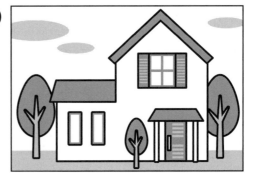

→ 答えは P124

数字を追いかけろ！

いろいろな形で囲まれた1〜50の数字がランダムに並んでいます。
できるだけ速く1から50までの数字を順番に目で追ってください。

13
25
36
1
11
35
45
24
18
4
20
17
22
16
12
41
37
29
47
19
21
23
42
31
30
5
2
46
10
26
28
8
50
14
44
39
49
7
3
9
27
6
40
32
15
48
38
34
43
33

反転まちがいさがし

67 日目

右と左のイラストは左右が反転しています。違う部分が10カ所あるので、すべて探してください。また、この問題は塗り絵としても楽しめます。

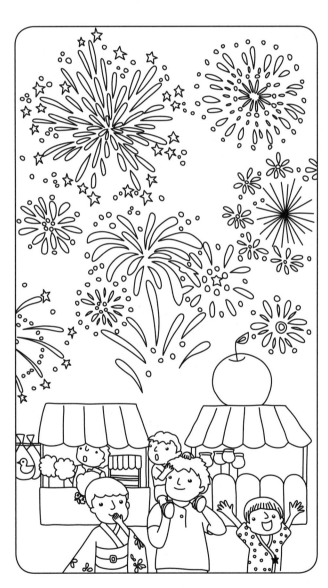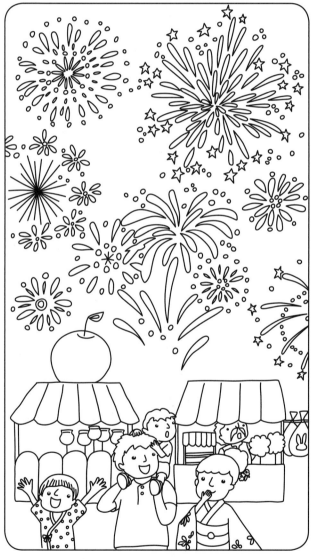

→ 答えは P124

昭和思い出しクイズ

①～⑥には昭和に起こった出来事が書かれています。当時のことを思い出して、あてはまる答えをA～Cから選んでください。

実施日　　月　　日

解答時間　　分　　秒

① 昭和46年に日本マクドナルド1号店が
オープンしたのは銀座のどこ?

A.三越　　B.松屋　　C.和光

答え

② 「日の丸飛行隊」の愛称のもととなった
札幌オリンピックの70メートル級ジャンプで、
日本人が表彰台を独占。金メダルを取ったのは?

A.金野昭次　　B.青地清二　　C.笠谷幸生

答え

③ 昭和40～45年にかけて続いた戦後最長の好景気は
「●●●●景気」と呼ばれた。

A.いざなぎ　　B.おおくに　　C.すさのお

答え

④ 銭湯の桶が木製から合成樹脂に切り替えられた
タイミングで、黄色い桶を広告として活用したのは?

A.バファリン　　B.ケロリン　　C.赤玉

答え

⑤ 昭和48年から20年間もの長きにわたり放映された
『ひらけ!ポンキッキ』。番組の中で制作された
オリジナルソングの中でもっともヒットした曲は?

A.およげ!たいやきくん　　B.パタパタママ
C.だんご3兄弟

答え

⑥ 昭和43年に年間ベストセラーとなった
『どくとるマンボウ青春記』の作者は誰?

A.早坂 暁　　B.井上ひさし　　C.北 杜夫

答え

→ 答えは P124

穴あき算数

①～⑯の計算式の中には＋、－、×、÷の記号が入ります。計算式が成り立つように、□の中に記号を入れてください。

実施日　月　日
解答時間　分　秒

① $7 \boxed{} 3 = 10$

② $7 \boxed{} 6 = 42$

③ $8 \boxed{} 5 \boxed{} 3 = 6$

④ $4 \boxed{} 2 \boxed{} 7 = 15$

⑤ $5 \boxed{} 6 \boxed{} 7 = 18$

⑥ $6 \boxed{} 7 \boxed{} 8 = 34$

⑦ $4 \boxed{} 6 \boxed{} 3 = 7$

⑧ $9 \boxed{} 7 \boxed{} 5 = 58$

⑨ $7 \boxed{} 8 \boxed{} 4 = 11$

⑩ $9 \boxed{} 3 \boxed{} 6 = 33$

⑪ $2 \boxed{} 1 \boxed{} 8 = 9$

⑫ $2 \boxed{} 8 \boxed{} 5 = 11$

⑬ $5 \boxed{} 4 \boxed{} 6 = 26$

⑭ $8 \boxed{} 2 \boxed{} 7 = 28$

⑮ $9 \boxed{} 6 \boxed{} 5 = 8$

⑯ $8 \boxed{} 4 \boxed{} 2 = 64$

→答えは P124

組み合わせパズル

下にあるバラバラのパーツを組み合わせると、見本のような船が出来上がります。ただし、パーツの中には1つだけ使われないものがあります。使われずに残るパーツを〇で囲んでください。

実施日　　月　　日
解答時間　　分　　秒

見本

→ 答えは P124

相方をさがせ！

A〜Pの図形の中には、2つを合体させることで正方形になる組み合わせが8個あります。その組み合わせをすべて答えてください。

実施日
　月　　日

解答時間
　分　　秒

A

B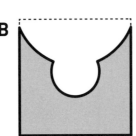

C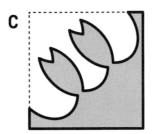

D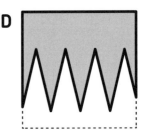

E

F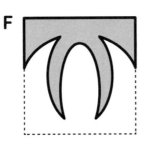

G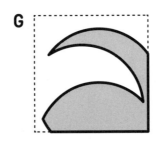

H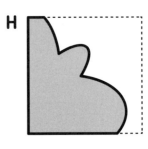

I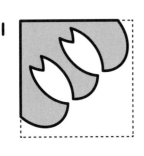

J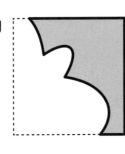

K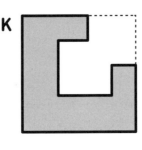

L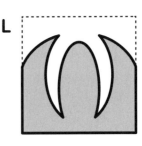

M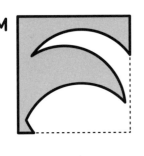

N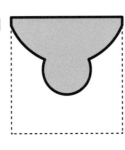

O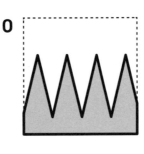

P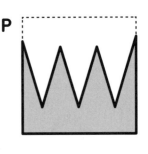

答え

+	+	+	+
+	+	+	+

→ 答えは P124

クロスワードパズル

タテ・ヨコのカギをヒントに問題を解き、A～Dのマスに入る文字を並べてできる言葉を答えてください。小さい「ッ」や「ャ」なども大きな文字として扱います。

実施日

月　日

解答時間

分　秒

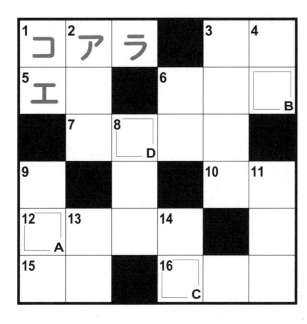

答え

A	B	C	D

タテのカギ

1　ひそひそ話のときはひそめる

2　感謝感激雨○○○

3　襟や胸元にピンでとめる装飾品

4　ネギを背負ってくる鳥？

6　日本庭園の池で泳ぐ

8　食品を○○○レンジでチン

9　顔や手を拭くときに使う

11　英語でドラゴン

13　アルファベットの9番目

14　曜日で「火」の次

ヨコのカギ

1　ユーカリの葉だけ食べる動物

3　上司が指示を出す相手

5　魚の呼吸器官

6　天ぷらのサクサク部分

7　OLは「オフィス○○○○」の略称

10　○○も積もれば山となる

12　砂漠で水が湧き出るところ

15　野球で走者が踏む

16　○○○博文は日本の初代総理大臣

→ 答えは P124

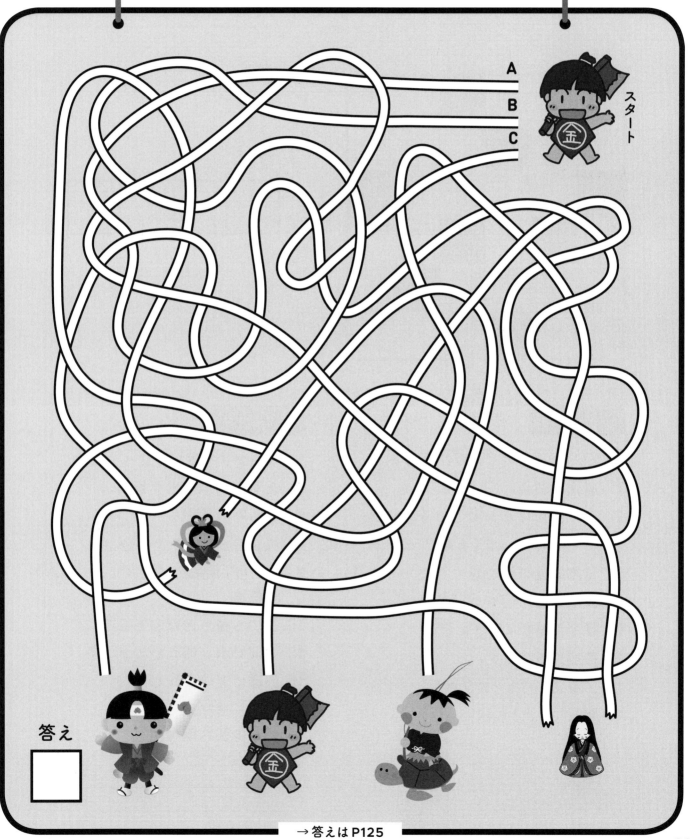

迷路をたどれ!

73 日目

スタートと同じイラストにたどり着けるのは、ABCのどれでしょう。途中で着物姿の女性が通せんぼしていたら、それ以上は進めません。

実施日

月　　日

解答時間

分　　秒

A
B
C

スタート

答え

→ 答えは P125

6×6ナンプレ

例題のルールに従って、①〜④の問題を解いて、空いているマスを
すべて埋めてください。

実施日　月　日
解答時間　分　秒

例題

タテ6列、ヨコ6行のそれぞれに、1〜
6の数字が必ず1つずつ入ります。2×3
マスの太線で囲まれた6個のブロックに
も、1〜6の数字が必ず1つずつ入ります。
このルールに従って、すべてのマスに数
字を書き入れましょう。

3	6	1	4		2
2	4			1	6
		4	3		1
1		3	6		
	3	2		1	6
5		6	2	3	4

➡

3	6	1	4	5	2
2	4	5	1	6	3
6	5	4	3	2	1
1	2	3	6	4	5
4	3	2	5	1	6
5	1	6	2	3	4

①

	5			2	
1		4	3		5
4	3			5	6
2		5	1		4
	1	3	6	4	
6					3

②

4			2	3	5
		2		1	
	4	6	3		2
3		5	4	6	
	5		1		
2	1	3			6

③

6	5		1	3	
	4	3			5
		4	6	1	
	1	6	5		
3			4	2	
	2	1		5	6

④

	3			4	
2		6	1		5
	6	1	4	2	
4	2			1	6
3	5			6	1
		2	3		

→ 答えは P125

都道府県ご当地クイズ

①〜④には、各都道府県の特徴が描かれています。左上のシルエットと3つのイラストの特徴を総合して、どこの都道府県か予想し、あてはまる答えをA〜Cから選んでください。

①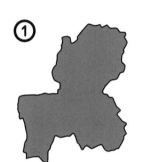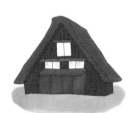

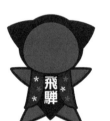

A．静岡県
B．沖縄県
C．岐阜県

答え [　　　]

②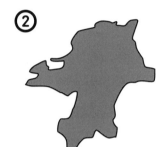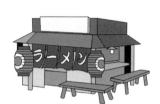

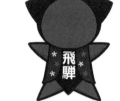 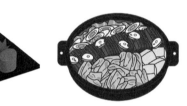

A．福岡県
B．北海道
C．長崎県

答え [　　　]

③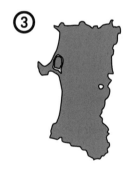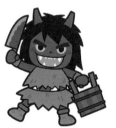

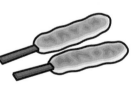 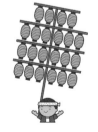

A．秋田県
B．愛知県
C．青森県

答え [　　　]

④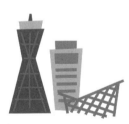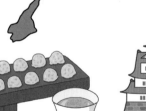

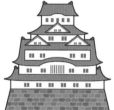

A．兵庫県
B．長野県
C．佐賀県

答え [　　　]

→ 答えは P125

仲間外れさがし

①〜④には、微妙に違うイラストが紛れ込んでいます。仲間外れの
イラストを探して○をつけてください。

実施日 　月　　日

解答時間 　分　　秒

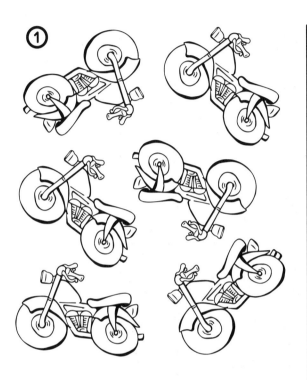

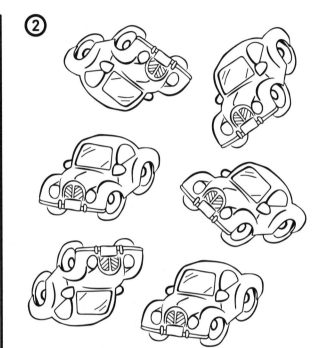

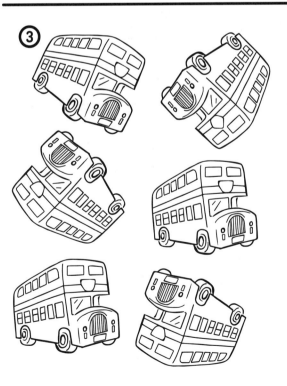

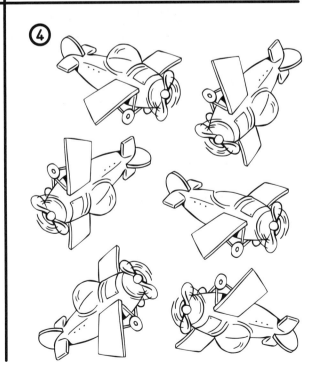

→答えは P125

77 日目 | ことばさがし

リストの言葉を上下左右と斜めの8方向で一直線に探し、線を引いてください。重複したり、一度も使わない文字もあります。小さい「っ」「ゃ」なども大きな文字として扱います。

実施日
月　日

解答時間
分　秒

ゆ	だ	ん	か	ん	で	ー	え	う	す
ぶ	ー	す	す	り	す	か	た	り	あ
ぜ	ら	り	ぺ	ん	め	い	だ	ぴ	ど
ふ	ぎ	じ	ら	い	う	あ	ん	ん	つ
い	の	ふ	る	お	ん	ま	ら	り	い
り	る	ま	ー	ち	う	ー	お	ぎ	ど
ぴ	う	こ	ん	え	じ	や	ま	い	か
ん	き	ぜ	し	ー	う	じ	で	た	り
め	る	で	ゆ	き	い	る	ん	り	る
あ	ん	に	い	ど	め	こ	の	あ	め

リスト

☑ あめりか（アメリカ）
☐ あるぜんちん（アルゼンチン）
☐ いぎりす（イギリス）
☐ いたりあ（イタリア）
☐ おらんだ（オランダ）
☐ じゃまいか（ジャマイカ）
☐ すうぇーでん（スウェーデン）
☐ すぺいん（スペイン）

☐ どいつ（ドイツ）
☐ にゅーじーらんど（ニュージーランド）
☐ のるうぇー（ノルウェー）
☐ ふぃりぴん（フィリピン）
☐ ふらんす（フランス）
☐ ぶらじる（ブラジル）
☐ めきしこ（メキシコ）

→ 答えは P125

ひらがな算数

①～⑫までの計算式が「ひらがな」で書かれています。頭の中で数字と記号を区別して、なるべく速く暗算で計算してください。

実施日
　　月　　　日

解答時間
　　分　　　秒

① さんたすにたすいちたすろくたすご ＝ □

② よんたすいちたすろくたすごひくなな ＝ □

③ ごたすよんひくななひくにたすご ＝ □

④ ろくたすはちたすさんひくよんたすご ＝ □

⑤ いちたすごたすにひくななたすろく ＝ □

⑥ にたすよんひくごたすろくひくさん ＝ □

⑦ はちひくごたすななひくさんたすに ＝ □

⑧ ななひくよんたすごたすろくひくさんたすに ＝ □

⑨ ごひくにたすさんたすよんひくろくたすさん ＝ □

⑩ にたすごひくろくたすはちたすきゅうひくさん ＝ □

⑪ ろくひくよんたすはちひくさんたすごひくきゅう ＝ □

⑫ きゅうたすはちたすななひくろくたすごたすよん ＝ □

→ 答えは P125

まちがいさがし

上と下のイラストには、違う部分が10カ所あります。間違いをすべて探してください。また、この問題は塗り絵としても楽しめます。

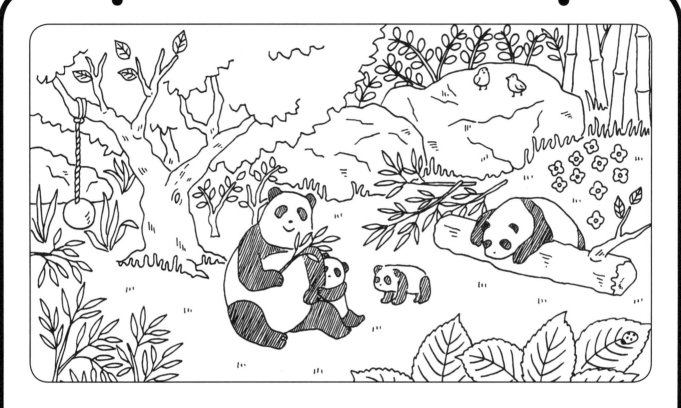

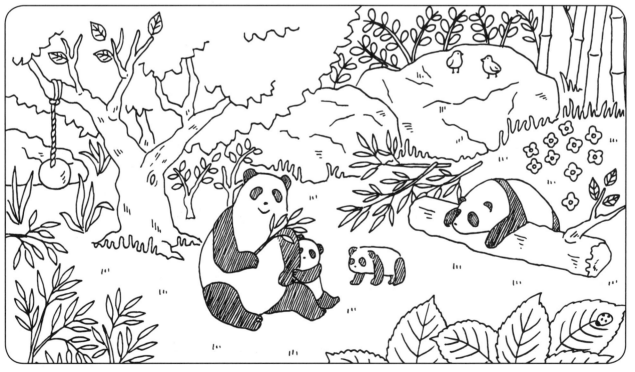

→ 答えは P125

図形合成パズル

①〜③の見本の図形を重ねると、右のA〜Dのどれかと同じ図形になります。完全に一致する図形をアルファベットで答えてください。

実施日
月　日

解答時間
分　秒

①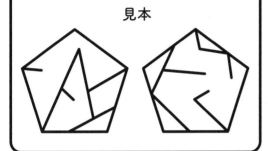

見本

A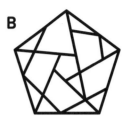

B

C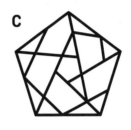

D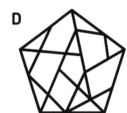

答え

②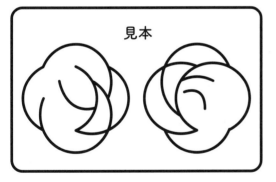

見本

A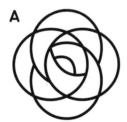

B

C

D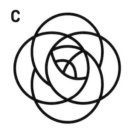

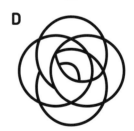

答え

③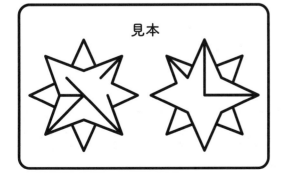

見本

A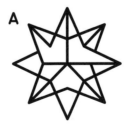

B

C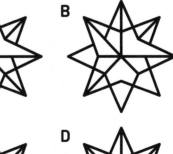

D

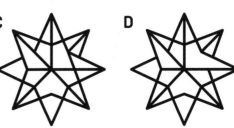

答え

→ 答えは P125

慣用句パズル

各問題の□の中には共通する漢字が入って慣用句になります。①〜⑧にそれぞれ入る漢字をリストから選んで答えてください。

実施日　　月　　日
解答時間　　分　　秒

①
・□耳に挟む
・夏の□袖
・猫に□判

答え

②
・長い□で見る
・大□に見る
・□が肥える

答え

③
・腐っても□
・□の尾よりも
　鰯の頭
・海老で□を釣る

答え

④
・東男に京□
・入り鉄砲に出□
・□心と秋の空

答え

⑤
・張り子の□
・□の巻
・□の子

答え

⑥
・□合の衆
・□の足跡
・□の行水

答え

⑦
・□がつく
・□がいい
・□が知らせる

答え

⑧
・言葉は□の使い
・手□を加える
・得□が行く

答え

リスト　　心　小　目　女　鯛　烏　虫　虎

→ 答えは P126

同じ絵さがし

①〜⑥のイラストは、1枚を除いてどれも見本と微妙に違っています。見本とまったく同じイラストを探し、数字で答えてください。

実施日
月　　日

解答時間
分　　秒

見本

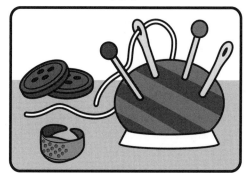

答え

①
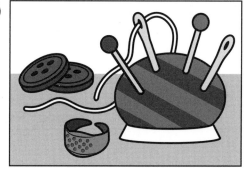

②
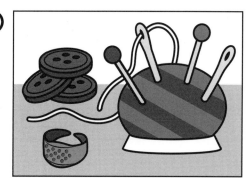

③
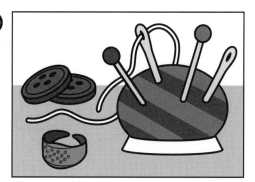

④
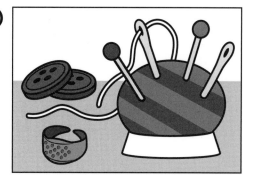

⑤
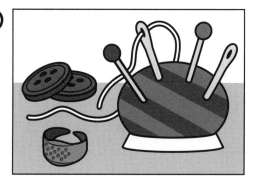

⑥
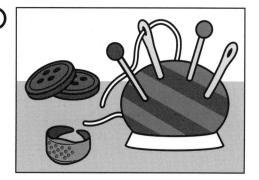

→答えは P126

穴あき算数

①〜⑯の計算式の中には＋、－、×、÷ の記号が入ります。計算式が成り立つように、□の中に記号を入れてください。

実施日　　月　　日

解答時間　　分　　秒

① 1 □ 7 = 8

② 7 □ 9 = 63

③ 6 □ 4 □ 9 = 11

④ 4 □ 7 □ 7 = 35

⑤ 3 □ 1 □ 6 = 10

⑥ 9 □ 6 □ 5 = 49

⑦ 7 □ 9 □ 3 = 13

⑧ 6 □ 4 □ 3 = 21

⑨ 5 □ 2 □ 1 = 6

⑩ 2 □ 9 □ 7 = 25

⑪ 9 □ 2 □ 7 = 14

⑫ 3 □ 5 □ 6 = 9

⑬ 4 □ 8 □ 7 = 39

⑭ 9 □ 3 □ 5 = 15

⑮ 6 □ 4 □ 5 = 7

⑯ 3 □ 5 □ 6 = 90

→ 答えは P126

積み木の形は?

例のように、①〜③それぞれの方向から見ると積み木はどんな形に
なっているでしょう。A〜Hの中から選んで答えてください。

実施日　月　日

解答時間　分　秒

例

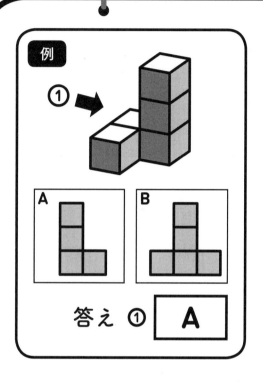

答え ① **A**

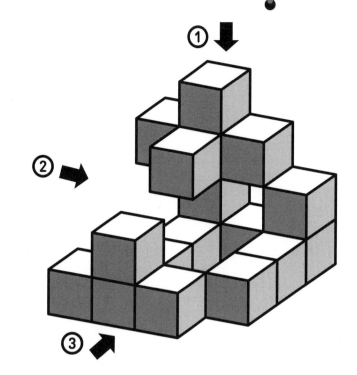

A	B	C	D
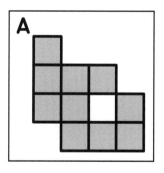	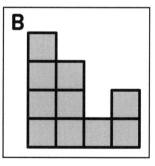	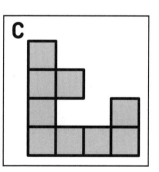	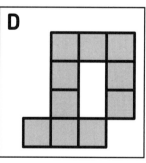

E	F	G	H
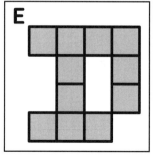	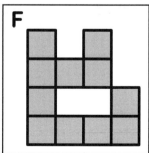	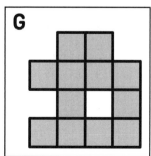	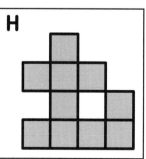

答え ① ② 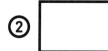 ③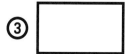

→ 答えは P126

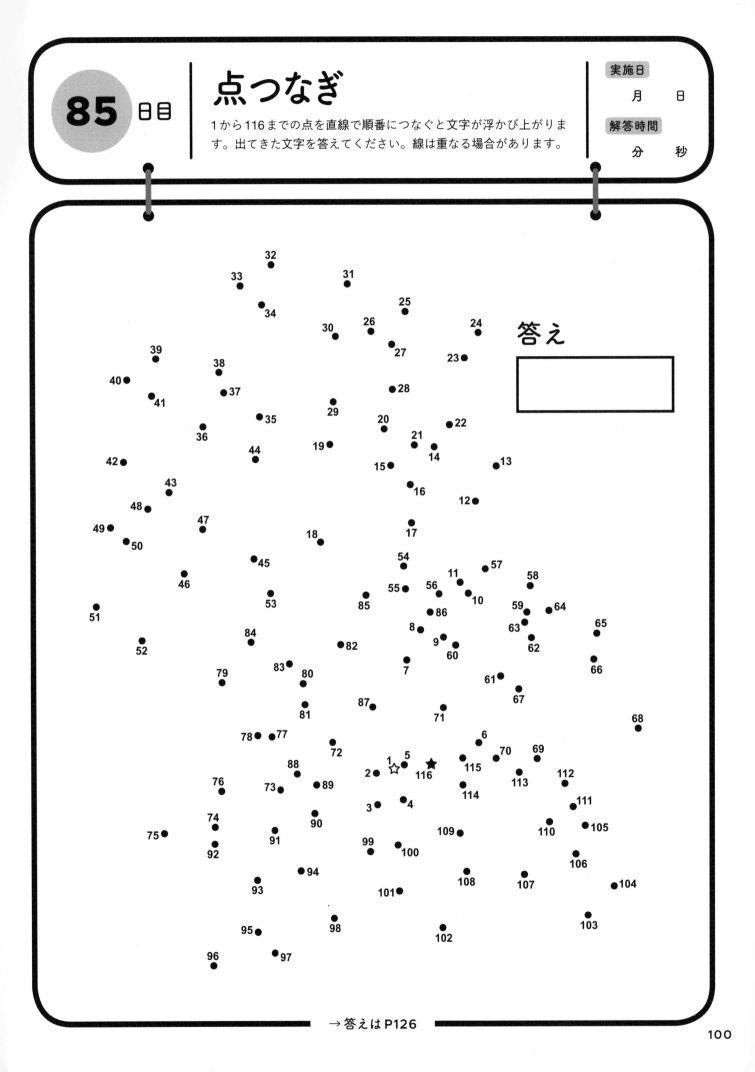

85 日目

点つなぎ

1から116までの点を直線で順番につなぐと文字が浮かび上がります。出てきた文字を答えてください。線は重なる場合があります。

実施日　月　日

解答時間　分　秒

答え

→ 答えは P126

100

「おい❶（　　）さ行ぐんだで！」

二人はデッキの手すりに寄りかかって、蝸牛が背のびをしたように延びて、海を抱え込んでいる❷（　　）の街を見ていた。──漁夫は指元まで吸いつくした煙草を唾と一緒に捨てた。巻煙草はおどけたように、色々にひっくりかえって、高い船腹をすれずれに落ちて行った。彼は身体一杯酒臭かった。

赤い❸（　　）腹を巾広く浮かばしている汽船や、積荷最中らしく海の中から片袖をグイと引張られてでもいるように、思いッ切り片側に傾いているのや、黄色い、太い煙突、大きな鈴のようなヴイ、❹（　　）のように船と船の間をせわしく❺（　　）っているランチ、寒々とざわめいている油煙やパン屑や腐った果物の浮いている何か特別な織物のような波……。風の工合で煙が波とすれずれになびいて、ムッとする石炭の匂いを送った。ウインチのガラガラという音が、時々波を伝って直接に❻（　　）いてきた。

→ 答えは P126

まずは下の4枚を1分で覚えてください。

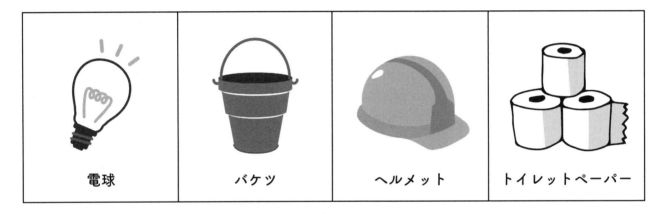

| 電球 | バケツ | ヘルメット | トイレットペーパー |

次の4枚も1分で覚えましょう。

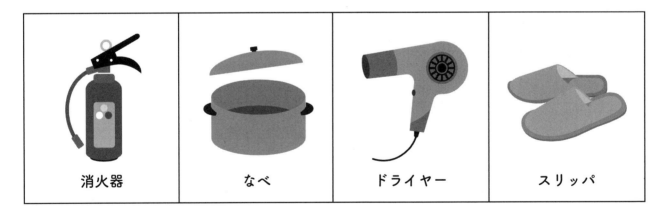

| 消火器 | なべ | ドライヤー | スリッパ |

8枚のイラストを合計2分で覚えたら、P117を開いて、
「87日目　イラスト記憶の続き」の指示に従ってください。

→ 答えはP126

88 日目

いくら持ってる?

①～④のガマ口の中にはいくら入っているでしょう。暗算で、なるべく速く答えてください。

①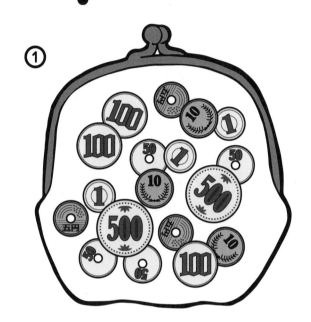

答え ＿＿＿＿＿＿＿＿＿＿

②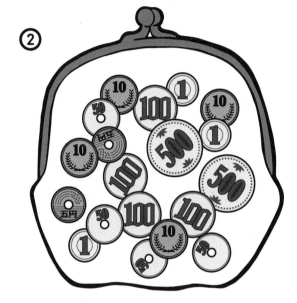

答え ＿＿＿＿＿＿＿＿＿＿

③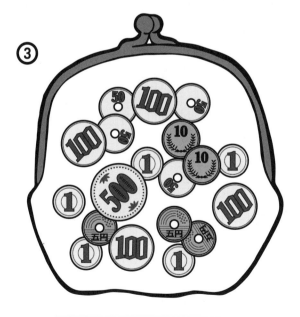

答え ＿＿＿＿＿＿＿＿＿＿

④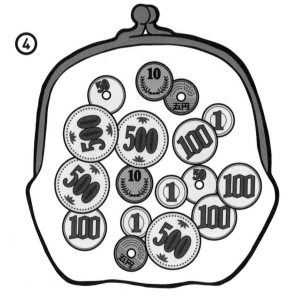

答え ＿＿＿＿＿＿＿＿＿＿

→答えは P126

昭和思い出しクイズ

①～⑥には昭和に起こった出来事が書かれています。当時のことを思い出して、あてはまる答えをA～Cから選んでください。

① 昭和40年、"泳げない子どもでも泳げた気分になれる"世界初の流れるプールが誕生。その遊園地は？

A．ひらかたパーク　　B．としまえん
C．ナガシマスパーランド

答え

② 東京で第18回オリンピックが行われた昭和39年。国立西洋美術館に展示された世界三大秘宝の1つは？

A．ミロのヴィーナス　　B．ツタンカーメン黄金のマスク
C．モナ・リザ

答え

③ 『テレビ三面記事　ウィークエンダー』で昭和50年代に人気を博し、後に大女優となったのは？

A．泉ピン子　　B．加賀まり子　　C．沢田雅美

答え

④ 昭和50年代後半、暴走族のようないで立ちの動物が大流行。「なめ●●」と呼ばれたその動物は？

A．犬　　B．猫　　C．鳥

答え

⑤ 昭和55年、ミノルタカメラ（当時）の♪いまのキミはピカピカに光って～と流れるCMでビキニ姿となり大人気となった女優は？

A．宮崎美子　　B．大竹しのぶ　　C．林 寛子

答え

⑥ 昭和62年に発売され、句集としては異例の280万部を売上げた俵万智の『●●●記念日』。●に入るのは？

A．唐揚げ　　B．サラダ　　C．味噌汁

答え

→答えはP126

まちがいさがし

上と下のイラストには、違う部分が10カ所あります。間違いをすべて探してください。また、この問題は塗り絵としても楽しめます。

実施日
月　　日

解答時間
分　　秒

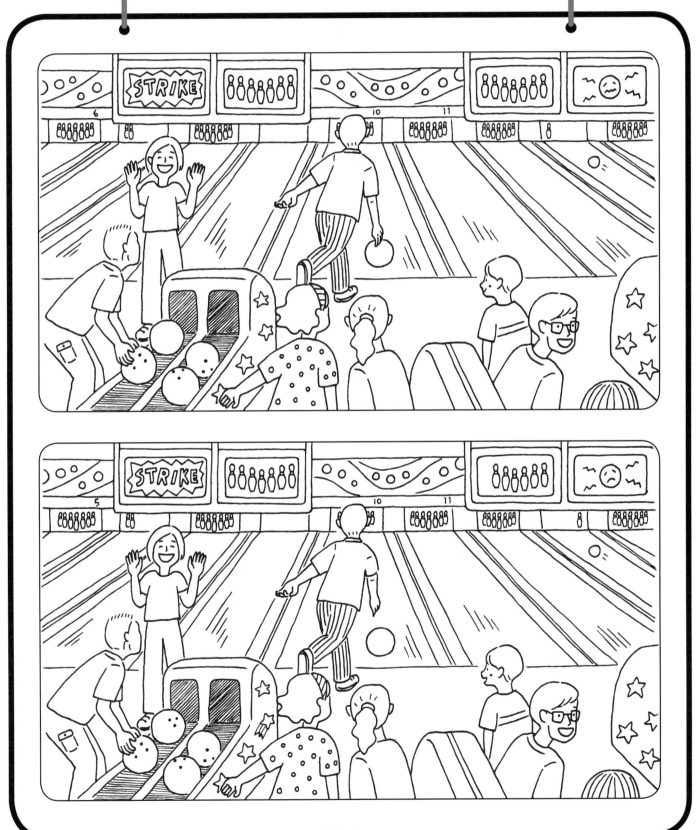

→答えは P126

数字を追いかけろ!

いろいろな形で囲まれた1〜50の数字がランダムに並んでいます。
できるだけ速く1から50までの数字を順番に目で追ってください。

7　44　18　34

21　39　3　29

28　13　22　12

6　36　47　17

14　9

11　33　45　23

43　2

1　27　40　41　30　49　38

20　48　19　46　4

42　5　15　37　16

10　24　31　25

32　8

26　35　50

二字熟語パズル

92 日目

①～⑧の中央には、例のように上下左右の文字とつながって二字熟語になる共通の漢字が入ります。□に入る文字をリストから選んで答えてください。

実施日　　月　　日
解答時間　　分　　秒

例

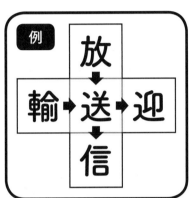

放 → 輸 → 送 → 迎 → 信

① 約／花□縛／子

② 巻／赤□殻／塚

③ 複／混□巾／炊

④ 刻／矢□籠／鑑

⑤ 銀／開□府／末

⑥ 参／崇□啓／見

⑦ 列／枚□手／式

⑧ 聖／酵□校／国

リスト　送 母 拝 幕 貝 挙 雑 印 束

→答えは P126

仲間外れさがし

①〜④には、微妙に違うイラストが紛れ込んでいます。仲間外れの
イラストを探して〇をつけてください。

実施日
月　　日
解答時間
分　　秒

①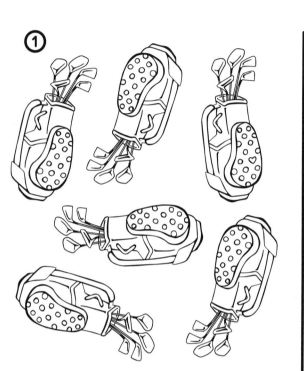

②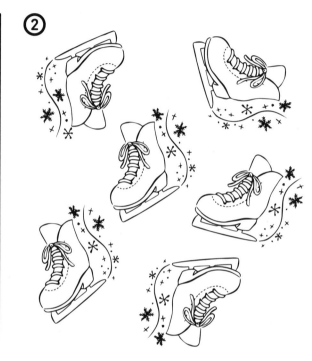

③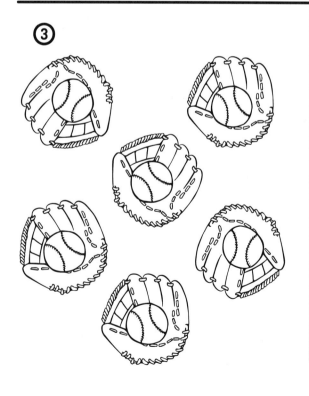

④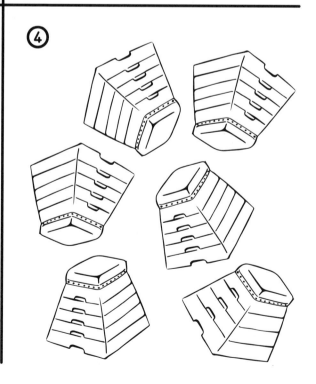

→答えは P127

カタカナ算数

①〜⑫までの計算式が「カタカナ」で書かれています。頭の中で数字と記号を区別して、なるべく速く暗算で計算してください。

実施日　　月　　日

解答時間　　分　　秒

① ゴタスヨンタスサンタスニタスイチ ＝ □

② イチタスヨンタスナナタスニヒクゴ ＝ □

③ ゴタスサンヒクニヒクイチタスロク ＝ □

④ ロクタスヨンタスニヒクイチタスナナ ＝ □

⑤ ナナタスゴタスヨンヒクロクタスサン ＝ □

⑥ ハチタスニヒクゴタスゴヒクナナ ＝ □

⑦ キュウヒクロクタスサンヒクニタスハチ ＝ □

⑧ ナナヒクニタスサンタスゴヒクハチタスロク ＝ □

⑨ サンヒクイチタスニタスヨンヒクゴタスロク ＝ □

⑩ ニタスロクヒクイチタスゴタスナナヒクサン ＝ □

⑪ ヨンヒクニタスロクヒクサンタスゴヒクハチ ＝ □

⑫ ゴタスロクタスナナヒクハチタスキュウタスイチ ＝ □

→答えは P127

組み合わせパズル

日目

95

下にあるバラバラのパーツを組み合わせると、見本のような気球が出来上がります。ただし、パーツの中には1つだけ使われないものがあります。使われずに残るパーツを〇で囲んでください。

見本

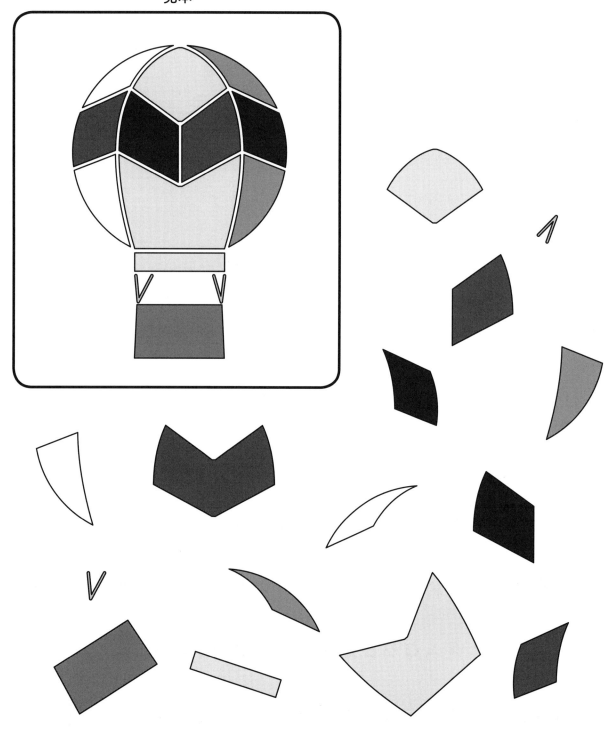

→答えは P127

逆読み漢字ドリル

例のように左側の熟語をさかさまに読みます。その読みに当てはまる漢字をリストから選び、二字熟語を作りましょう。使わずにリストに残った漢字で二字熟語を作り答えてください。

実施日

月　　　日

解答時間

分　　　秒

例 | 阻 | 止 | ➡ （ 逆読み　シ　ソ ） ➡ | 始 | 祖 |

① | 簿 | 記 | ➡ （ 逆読み ） ➡ ☐☐

② | 歯 | 科 | ➡ （ ） ➡ ☐☐

③ | 使 | 途 | ➡ （ ） ➡ ☐☐

④ | 民 | 家 | ➡ （ ） ➡ ☐☐

⑤ | 主 | 事 | ➡ （ ） ➡ ☐☐

⑥ | 進 | 化 | ➡ （ ） ➡ ☐☐

⑦ | 絵 | 巻 | ➡ （ ） ➡ ☐☐

⑧ | 辻 | 褄 | ➡ （ ） ➡ ☐☐

リスト

子 実 脂 模 気 甘 前 漢 始 規
日 都 詩 樹 祖 末 感 菓 市 味

答え

☐

→ 答えは P127

都道府県ご当地クイズ

①〜④には、各都道府県の特徴が描かれています。左上のシルエットと3つのイラストの特徴を総合して、どこの都道府県か予想し、あてはまる答えをA〜Cから選んでください。

①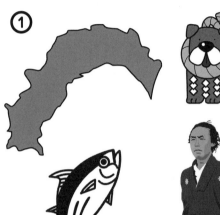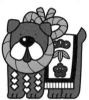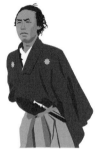

A．広島県
B．福岡県
C．高知県

答え

②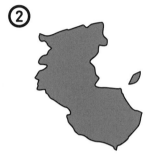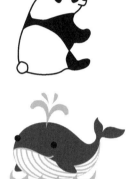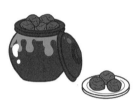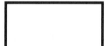

A．鹿児島県
B．和歌山県
C．熊本県

答え

③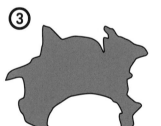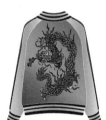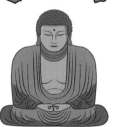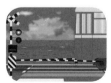

A．沖縄県
B．岐阜県
C．神奈川県

答え

④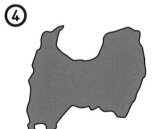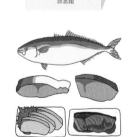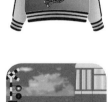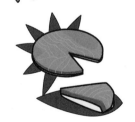

A．栃木県
B．東京都
C．富山県

答え

→ 答えは P127

同じ絵さがし

①～⑥のイラストは、1枚を除いてどれも見本と微妙に違っています。見本とまったく同じイラストを探し、数字で答えてください。

実施日

月　日

解答時間

分　秒

見本

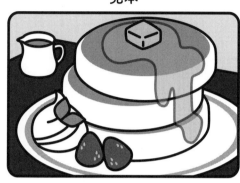

答え

① 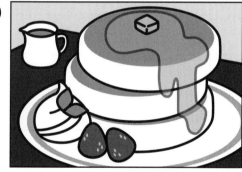　②

③ 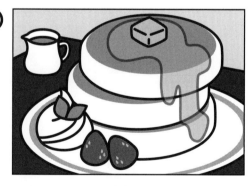　④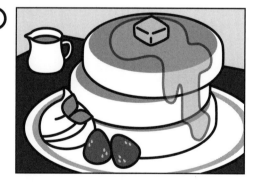

⑤ 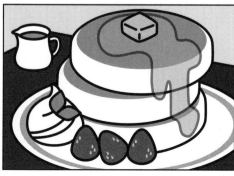　⑥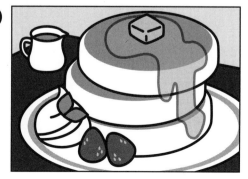

→ 答えは P127

6×6ナンプレ

例題のルールに従って、①〜④の問題を解いて、空いているマスをすべて埋めてください。

実施日　月　日
解答時間　分　秒

例題

タテ6列、ヨコ6行のそれぞれに、1〜6の数字が必ず1つずつ入ります。2×3マスの太線で囲まれた6個のブロックにも、1〜6の数字が必ず1つずつ入ります。このルールに従って、すべてのマスに数字を書き入れましょう。

3	6	1	4		2
2	4			1	6
		4	3		1
1		3	6		
	3	2		1	6
5		6	2	3	4

➡

3	6	1	4	5	2
2	4	5	1	6	3
6	5	4	3	2	1
1	2	3	6	4	5
4	3	2	5	1	6
5	1	6	2	3	4

①

	1			3	
3		5	2		4
5		6	4		1
1		2	5		3
6	5			4	2
		1	3		

②

5	4		2	6	
		1		3	
4	6		1		3
1		5		4	2
	5		3		
	1	6		2	5

③

3			6		5
	5	6		3	
6	1		5		2
4		5		6	3
	3		2	1	
1		2			4

④

4	1			6	2
		2	5		
	3	4	2	1	
	5	1	6	3	
5					6
	2	6	4	5	

→ 答えは P127

慣用句パズル

各問題の□の中には共通する漢字が入って慣用句になります。①〜⑧にそれぞれ入る漢字をリストから選んで答えてください。

①
・独活の大□
・□に竹を接ぐ
・枯れ□に花

答え

②
・□を引く
・尻□を巻く
・□を振る

答え

③
・□が利く
・仏の□も三度
・□から火が出る

答え

④
・目高も□のうち
・大□を逸す
・□心あれば水心

答え

⑤
・□戸を開く
・口は禍の□
・お□違い

答え

⑥
・□を詰める
・□が深い
・眉□を寄せる

答え

⑦
・座が□ける
・□旗を揚げる
・紺屋の□袴

答え

⑧
・天井から目□
・媚□を嗅がせる
・□より養生

答え

リスト　顔　白　薬　魚　尾　根　門　木

→ 答えは P127

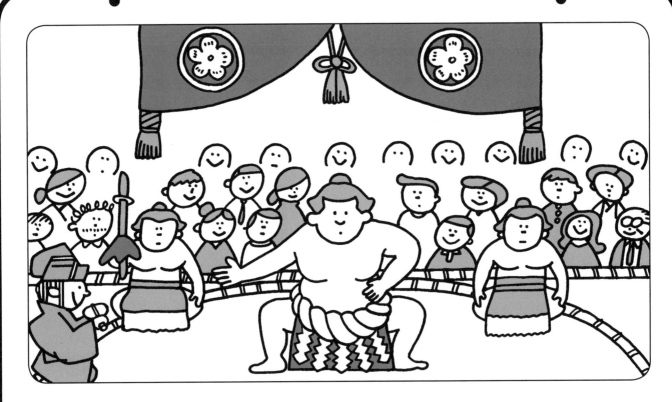

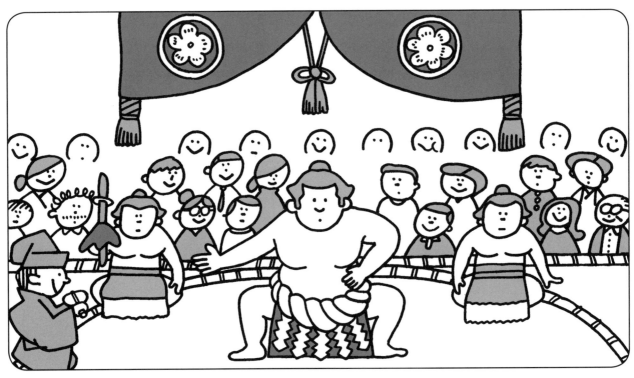

→ 答えは P127

54 日目 | イラスト記憶の続き

囲みの中から、できるだけ速く「り」に○をつけてください。

らこぞ いりもりかい はえほずりにをかふりきすた
るのあくせりへよむわしにりちとうごねぴりぴり

54日目のページに出てきたイラストを思い出してすべて答えてください。
答えは漢字でも、ひらがな、カタカナでも構いません。

→ 答えは P123

87 日目 | イラスト記憶の続き

囲みの中から、できるだけ速く「も」に○をつけてください。

ゆきかねみ もらちすらきも へかゆきあつももえこ
するさたくもしよくむもしょわかれなえたずとも

87日目のページに出てきたイラストを思い出してすべて答えてください。
答えは漢字でも、ひらがな、カタカナでも構いません。

→ 答えは P126

大人のいきいき健脳ドリル101 解答

1 34 66 91 日目は解答はありません

5 日目（P20）

① 3＋4＝7
② 3×4＝12
③ 8－4＋5＝9
④ 4×2＋7＝15
⑤ 5＋2＋7＝14
⑥ 5×7＋3＝38
⑦ 6＋9－5＝10
⑧ 6×4＋2＝26
⑨ 2＋4＋7＝13
⑩ 8×7－9＝47
⑪ 9－6＋8＝11
⑫ 9×5－7＝38
⑬ 2×3＋6＝12
⑭ 8÷2×5＝20
⑮ 8－2＋9＝15
⑯ 9×2×4＝72

6 日目（P21）

① C　② C　③ A
④ A　⑤ C　⑥ C

7 日目（P22）　カタツムリ

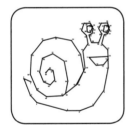

8 日目（P23）

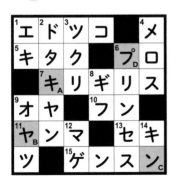

（キャンプ）

9 日目（P24）　C

2 日目（P17）

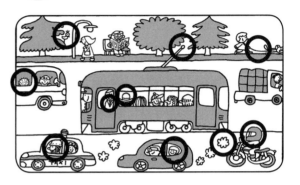

3 日目（P18）

① C 愛知県（自動車、小倉トースト、シャチホコ）
② B 岡山県（ジーンズ、晴れ、桃太郎）
③ C 沖縄県（シーサー、ゴーヤ、三線）
④ A 岩手県（南部せんべい、わんこそば、南部鉄器）

4 日目（P19）

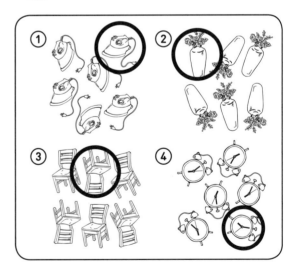

14 日目（P29） ③

15 日目（P30）

① 3＋1＋5＋2＝11
② 1＋4＋7＋4－8＝8
③ 6＋4－5－3＋9＝11
④ 2＋5＋3－7＋4＝7
⑤ 5＋3＋4－7＋9＝14
⑥ 7＋2－3＋5－1＝10
⑦ 8－3＋5－4＋2＝8
⑧ 3－2＋4＋6－8＋9＝12
⑨ 5－2＋1＋5－9＋7＝7
⑩ 9＋8－4＋6＋7－3＝23
⑪ 4－3＋8－6＋5－4＝4
⑫ 7＋5＋3－1＋2＋3＝19

16 日目（P31） 方針

17 日目（P32）

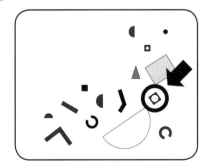

18 日目（P33）

① **A** 茨城県（納豆、水戸黄門、レンコン）
② **B** 山口県（伊藤博文、なまこ壁、瓦そば）
③ **C** 新潟県（笹団子、上杉謙信、柿の種）
④ **A** 奈良県（そうめん、鹿、大仏）

10 日目（P25）

①
1	4	3	6	5	2
5	6	2	4	1	3
6	2	1	5	3	4
3	5	4	2	6	1
2	3	5	1	4	6
4	1	6	3	2	5

②
6	5	4	1	3	2
1	2	3	5	4	6
4	1	6	2	5	3
5	3	2	4	6	1
3	4	1	6	2	5
2	6	5	3	1	4

③
2	6	1	3	4	5
3	4	5	1	2	6
4	5	3	2	6	1
6	1	2	5	3	4
1	3	6	4	5	2
5	2	4	6	1	3

④
3	1	5	6	4	2
2	4	6	3	1	5
1	6	2	5	3	4
5	3	4	1	2	6
4	5	1	2	6	3
6	2	3	4	5	1

11 日目（P26）

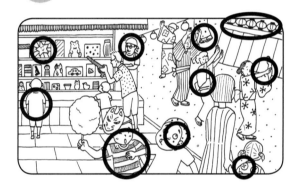

12 日目（P27）

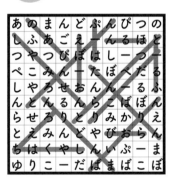

13 日目（P28）

A＋O　B＋P　C＋J　D＋G
E＋N　F＋M　H＋L　I＋K

24 日目（P39）

① 座　② 遊　③ 過　④ 婚
⑤ 数　⑥ 助　⑦ 根　⑧ 成

25 日目（P40）克己

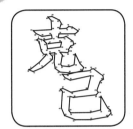

26 日目（P41）

① ¥2047　② ¥1538
③ ¥1593　④ ¥1586

27 日目（P42）A

28 日目（P43）

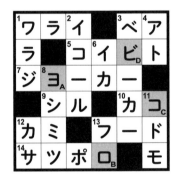

（喜び）

29 日目（P44）① B　② A　③ D

30 日目（P45）④

31 日目（P46）

① 2＋6＋4＋8＋1＝21

19 日目（P34）

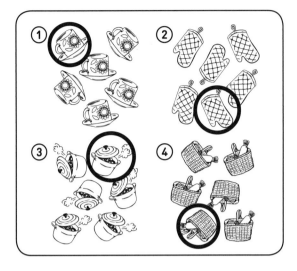

20 日目（P35）

① A　② C　③ A　④ B　⑤ A　⑥ C

21 日目（P36）

① 1＋4＝5　　　② 8×7＝56
③ 8−5＋2＝5　④ 5×8＋3＝43
⑤ 3＋5＋7＝15　⑥ 7×4＋5＝33
⑦ 4＋3−6＝1　⑧ 3×9−6＝21
⑨ 6＋7−5＝8　⑩ 7×2＋9＝23
⑪ 5−3＋1＝3　⑫ 9×6−5＝49
⑬ 4×2＋5＝13　⑭ 8÷2＋5＝9
⑮ 8−7＋4＝5　⑯ 2×3×4＝24

22 日目（P37）

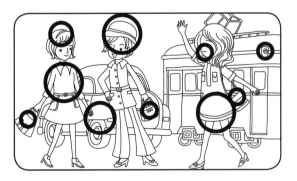

23 日目（P38）① B　② G　③ E

⑤ 2＋4＋6＝12　⑥ 6×6－7＝29
⑦ 3＋6－8＝1　⑧ 7×7－9＝40
⑨ 9＋8－4＝13　⑩ 5×7＋8＝43
⑪ 7－3＋2＝6　⑫ 8×3－5＝19
⑬ 7×8＋5＝61　⑭ 6÷3×4＝8
⑮ 8÷2－1＝3　⑯ 9×9×2＝162

37 日目（P52）

① B　② A　③ A　④ C　⑤ A　⑥ B

38 日目（P53）　A

39 日目（P54）

① C 宮城県（鳴子こけし、伊達政宗、笹かまぼこ）

② A 群馬県（下仁田ネギ、だるま、湯もみ）

③ B 福島県
（赤べこ、野口英世、スパリゾートハワイアンズ）

④ C 石川県
（柿の葉寿司、加賀八幡起上り人形、北陸新幹線）

40 日目（P55）

① 万物　② 自由自在　③ 安楽
④ 貧　⑤ 有様　⑥ 賢人

41 日目（P56）

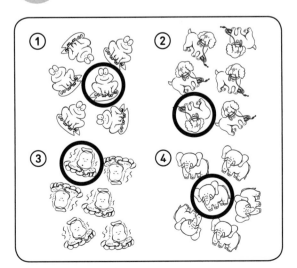

② 6＋2＋2＋6－5＝11
③ 4＋8－6－2＋4＝8
④ 1＋3＋5－4＋6＝11
⑤ 8＋4＋2－3＋7＝18
⑥ 5＋3－5＋3－5＝1
⑦ 9－6＋3－4＋8＝10
⑧ 2－1＋2＋4－6＋8＝9
⑨ 7－5＋2＋4－2＋6＝12
⑩ 3＋5－8＋4＋6－2＝8
⑪ 6－4＋8－2＋6－4＝10
⑫ 1＋5＋4－6＋7＋9＝20

32 日目（P47）

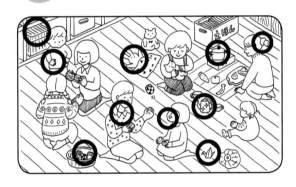

33 日目（P48）

① 鳥　② 悪　③ 犬　④ 草
⑤ 飯　⑥ 星　⑦ 道　⑧ 雲

35 日目（P50）

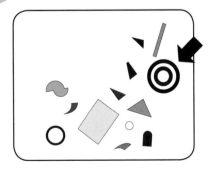

36 日目（P51）

① 2＋5＝7　② 3×5＝15
③ 6－5＋3＝4　④ 7×6＝42

46 日目（P61） 方位磁石

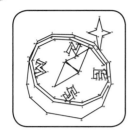

47 日目（P62）

① $5+3+1+3+2=14$
② $3+6+7+3-8=11$
③ $4+8-4-5+7=10$
④ $7+2+1-5+4=9$
⑤ $8+3+4-6+2=11$
⑥ $2+6-4+7-5=6$
⑦ $6-3+5-3+7=12$
⑧ $9-4+5+7-3+9=23$
⑨ $7-5+3+1-2+4=8$
⑩ $1+4-2+5+6-9=5$
⑪ $5-2+6-4+8-7=6$
⑫ $3+9+5-7+1+5=16$

48 日目（P63）

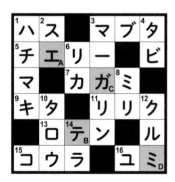

エテガミ
（絵手紙）

42 日目（P57）

①
5	1	2	3	6	4
4	3	6	1	2	5
6	4	3	5	1	2
2	5	1	6	4	3
1	2	5	4	3	6
3	6	4	2	5	1

②
4	2	6	1	5	3
3	1	5	4	6	2
6	3	4	2	1	5
2	5	1	3	4	6
1	6	3	5	2	4
5	4	2	6	3	1

③
6	1	2	4	5	3
5	4	3	6	2	1
2	6	4	3	1	5
3	5	1	2	4	6
1	2	6	5	3	4
4	3	5	1	6	2

④
1	2	5	3	4	6
3	4	6	1	2	5
2	6	4	5	3	1
5	3	1	2	6	4
6	1	2	4	5	3
4	5	3	6	1	2

43 日目（P58）

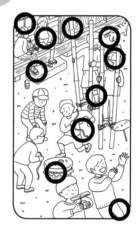

44 日目（P59）

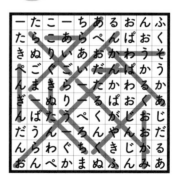

45 日目（P60）

A＋L　B＋J　C＋I　D＋M
E＋O　F＋H　G＋N　K＋P

56 日目（P71）

① 発車　② 肌　③ 記憶
④ 山陽　⑤ 次第　⑥ 故郷

57 日目（P72）

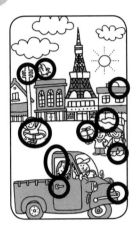

58 日目（P73）

① ¥2072　② ¥2077
③ ¥1229　④ ¥1947

59 日目（P74）

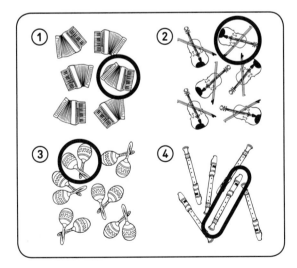

60 日目（P75）　資産

49 日目（P64）⑤

50 日目（P65）

① C　② D　③ B

51 日目（P66）A

52 日目（P67）

① C　② B　③ A　④ B　⑤ A　⑥ B

53 日目（P68）

① 9＋8＝17　② 3×7＝21
③ 8－3＋9＝14　④ 6×4＋8＝32
⑤ 6＋8＋5＝19　⑥ 8×8－7＝57
⑦ 4＋7－3＝8　⑧ 5×5－3＝22
⑨ 7＋1－4＝4　⑩ 1×2＋9＝11
⑪ 2－1＋8＝9　⑫ 2×5－3＝7
⑬ 7×8＋4＝60　⑭ 6÷2×7＝21
⑮ 5－1＋7＝11　⑯ 5×6×7＝210

54 日目（P69）

リュック、傘、自転車、掃除機、ラジオ、
三角定規、はかり、ポット

P117の「り」は8個あります。

55 日目（P70）

① B 京都府（抹茶、舞子さん、大文字焼き）
② C 福井県（ソースカツ丼、恐竜、メガネ）
③ A 山梨県（ワイン、武田信玄、アワビの煮貝）
④ B 愛媛県（鯛めし、正岡子規、今治タオル）

68 日目（P83）

① A ② C ③ A ④ B ⑤ A ⑥ C

69 日目（P84）

① 7＋3＝10　　② 7×6＝42
③ 8－5＋3＝6　④ 4×2＋7＝15
⑤ 5＋6＋7＝18　⑥ 6×7－8＝34
⑦ 4＋6－3＝7　⑧ 9×7－5＝58
⑨ 7＋8－4＝11　⑩ 9×3＋6＝33
⑪ 2－1＋8＝9　⑫ 2×8－5＝11
⑬ 5×4＋6＝26　⑭ 8÷2×7＝28
⑮ 9－6＋5＝8　⑯ 8×4×2＝64

70 日目（P85）

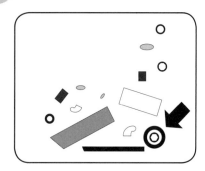

71 日目（P86）

A＋K　B＋N　C＋I　D＋O
E＋P　F＋L　G＋M　H＋J

72 日目（P87）

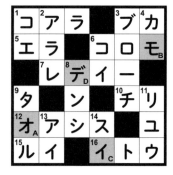

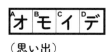

（思い出）

61 日目（P76）① F ② A ③ D

62 日目（P77）A

63 日目（P78）

① 4＋2＋2＋4＋6＝18
② 2＋3＋4＋5－6＝8
③ 9＋1－8－2＋7＝7
④ 8＋6＋4－2＋1＝17
⑤ 5＋4＋3－2＋1＝11
⑥ 1＋2－1＋3－2＝3
⑦ 8＋7－6＋5＋4－3＝15
⑧ 6－1＋3＋2－4＋7＝13
⑨ 7－5＋8＋1－3＋4＝12
⑩ 3－2＋1－2＋3＝3
⑪ 8－2＋5－7＋3－5＝2
⑫ 2＋6＋4－3＋8＋7＝24

64 日目（P79）

① 語 ② 海 ③ 戸 ④ 談
⑤ 覚 ⑥ 師 ⑦ 華 ⑧ 夜

65 日目（P80）①

67 日目（P82）

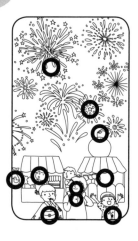

77 日目（P92）

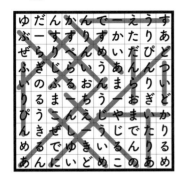

78 日目（P93）

① 3＋2＋1＋6＋5＝17
② 4＋1＋6＋5－7＝9
③ 5＋4－7－2＋5＝5
④ 6＋8＋3－4＋5＝18
⑤ 1＋5＋2－7＋6＝7
⑥ 2＋4－5＋6－3＝4
⑦ 8－5＋7－3＋2＝9
⑧ 7－4＋5＋6－3＋2＝13
⑨ 5－2＋3＋4－6＋3＝7
⑩ 2＋5－6＋8＋9－3＝15
⑪ 6－4＋8－3＋5－9＝3
⑫ 9＋8＋7－6＋5＋4＝27

79 日目（P94）

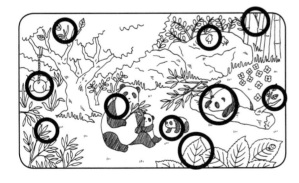

80 日目（P95）

① C ① A ① D

73 日目（P88） B

74 日目（P89）

①
3	5	6	4	2	1
1	2	4	3	6	5
4	3	1	2	5	6
2	6	5	1	3	4
5	1	3	6	4	2
6	4	2	5	1	3

②
4	6	1	2	3	5
5	3	2	6	1	4
1	4	6	3	5	2
3	2	5	4	6	1
6	5	4	1	2	3
2	1	3	5	4	6

③
6	5	2	1	3	4
1	4	3	2	6	5
5	3	4	6	1	2
2	1	6	5	4	3
3	6	5	4	2	1
4	2	1	3	5	6

④
1	3	5	6	4	2
2	4	6	1	3	5
5	6	1	4	2	3
4	2	3	5	1	6
3	5	4	2	6	1
6	1	2	3	5	4

75 日目（P90）

① C 岐阜県（合掌造り、さるぼぼ、鵜飼）
② A 福岡県（屋台ラーメン、もつ鍋、明太子）
③ A 秋田県（なまはげ、竿灯まつり、きりたんぽ）
④ A 兵庫県（ハーバーランド、姫路城、明石焼き）

76 日目（P91）

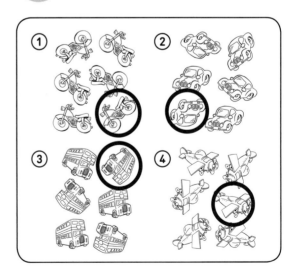

87 日目（P102）

電球、バケツ、ヘルメット、
トイレットペーパー、
消火器、なべ、ドライヤー、スリッパ

P117の「も」は7個あります。

88 日目（P103）

① ¥1548　② ¥1653
③ ¥1140　④ ¥2533

89 日目（P104）

① B　② A　③ A
④ B　⑤ A　⑥ B

90 日目（P105）

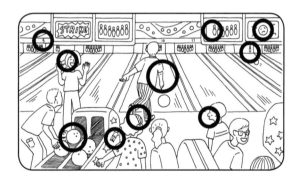

92 日目（P107）

① 束　② 貝　③ 雑　④ 印
⑤ 幕　⑥ 拝　⑦ 挙　⑧ 母

81 日目（P96）

① 小　② 目　③ 鯛　④ 女
⑤ 虎　⑥ 烏　⑦ 虫　⑧ 心

82 日目（P97）　⑤

83 日目（P98）

① $1+7=8$　　② $7×9=63$
③ $6-4+9=11$　④ $4×7+7=35$
⑤ $3+1+6=10$　⑥ $9×6-5=49$
⑦ $7+9-3=13$　⑧ $6×4-3=21$
⑨ $5+2-1=6$　⑩ $2×9+7=25$
⑪ $9-2+7=14$　⑫ $3×5-6=9$
⑬ $4×8+7=39$　⑭ $9÷3×5=15$
⑮ $6-4+5=7$　⑯ $3×5×6=90$

84 日目（P99）

① E　② C　③ H

85 日目（P100）出発

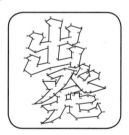

86 日目（P101）

① 地獄　　② 函館　③ 太鼓
④ 南京虫　⑤ 縫　　⑥ 響

97 日目（P112）

① C 高知県（土佐犬、坂本龍馬、カツオ）
② B 和歌山県（パンダ、鯨、梅干し）
③ C 神奈川県（スカジャン、江ノ電、大仏）
④ C 富山県（薬、ブリ、鱒寿司）

98 日目（P113）④

99 日目（P114）

①
2	1	4	6	3	5
3	6	5	2	1	4
5	3	6	4	2	1
1	4	2	5	6	3
6	5	3	1	4	2
4	2	1	3	5	6

②
5	4	3	2	6	1
6	2	1	5	3	4
4	6	2	1	5	3
1	3	5	6	4	2
2	5	4	3	1	6
3	1	6	4	2	5

③
3	4	1	6	2	5
2	5	6	4	3	1
6	1	3	5	4	2
4	2	5	1	6	3
5	3	4	2	1	6
1	6	2	3	5	4

④
4	1	5	3	6	2
3	6	2	5	4	1
6	3	4	2	1	5
2	5	1	6	3	4
5	4	3	1	2	6
1	2	6	4	5	3

100 日目（P115）

① 木　② 尾　③ 顔　④ 魚
⑤ 門　⑥ 根　⑦ 白　⑧ 薬

101 日目（P116）

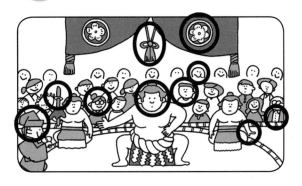

93 日目（P108）

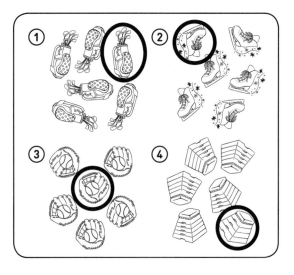

94 日目（P109）

① $5+4+3+2+1=15$
② $1+4+7+2-5=9$
③ $5+3-2-1+6=11$
④ $6+4+2-1+7=18$
⑤ $7+5+4-6+3=13$
⑥ $8+2-5+5-7=3$
⑦ $9-6+3-2+8=12$
⑧ $7-2+3+5-8+6=11$
⑨ $3-1+2+4-5+6=9$
⑩ $2+6-1+5+7-3=16$
⑪ $4-2+6-3+5-8=2$
⑫ $5+6+7-8+9+1=20$

95 日目（P110）

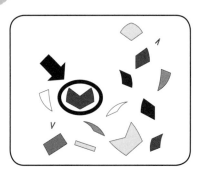

96 日目（P111）実感

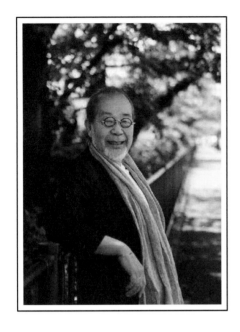

監修 鎌田實

1948年東京生まれ。内科医。作家。東京医科歯科大学医学部卒業。諏訪中央病院名誉院長。地域包括ケア研究所所長。長野県を長寿で医療費の安い地域へと導き、日本各地で"健康寿命を延ばす"ための講演や活動を行う。『図解 鎌田實医師が実践している認知症にならない29の習慣』（朝日出版社）、『鎌田實の大人の健脳ドリル101』（弊社）など、著書多数。日本チェルノブイリ連帯基金理事長、日本・イラク・メディカルネット代表も務める。

鎌田實の
大人のいきいき健脳ドリル101

2021年10月30日初版発行
2023年12月20日四版発行

監修　鎌田 實

発行所　株式会社EDITORS
東京都世田谷区玉川台2-17-16
電話　03(6447)9450

発売元　株式会社二見書房
東京都千代田区神田三崎町2-18-11
電話 03(3515)2311［営業］

印刷・製本　株式会社堀内印刷所

Editor
加藤三惠子　　Mieko Kato

Creator
アライマリヤ　　Mariya Arai
大石真規子　　Makiko Oishi
大岡越前　　　Echizen Ooka
カワチ・レン　　Ren Kawachi
TAMACO　　　Tamaco
ハルとコトリ　　Haru to Kotori

Photographer
桑山 章　　　Akira Kuwayama

Design
株式会社ピークス

Revision
有限会社西進社

落丁・乱丁はお取り替えいたします。
定価は表紙に表示してあります。

©株式会社EDITORS2021,
Printed in Japan
ISBN978-4-576-21501-3
https://www.futami.co.jp